U0147484

随身听中医传世经典系列

总主编◎裴颢

明·杨继洲◎撰

针灸大成（中）

中国健康传媒集团
中国医药科技出版社

图书在版编目（CIP）数据

针灸大成 /（明）杨继洲撰 . —北京：中国医药科技出版社，2024.4
（随身听中医传世经典系列）

ISBN 978-7-5214-3017-2

Ⅰ . ①针… Ⅱ . ①杨… Ⅲ . ①《针灸大成》 Ⅳ . ① R245

中国版本图书馆 CIP 数据核字（2022）第 020633 号

策划编辑	白 极	**美术编辑**	陈君杞
责任编辑	王连芬	**版式设计**	也 在

出版　**中国健康传媒集团** | 中国医药科技出版社

地址　北京市海淀区文慧园北路甲 22 号

邮编　100082

电话　发行：010-62227427　邮购：010-62236938

网址　www.cmstp.com

规格　880×1230mm $\frac{1}{64}$

印张　14 $\frac{1}{4}$

字数　508 千字

版次　2024 年 4 月第 1 版

印次　2024 年 4 月第 1 次印刷

印刷　北京金康利印刷有限公司

经销　全国各地新华书店

书号　ISBN 978-7-5214-3017-2

定价　64.00 元

获取新书信息、投稿、
为图书纠错，请扫码
联系我们。

目 录

上 册

卷之一

卷之二

卷之三

卷之四

中 册

卷之五

卷之六

卷之七

下　册

卷之八

卷之九

卷之十

卷之五

十二经井穴图 杨氏

手太阴井

人病膨胀，喘咳，缺盆痛，心烦，掌热，肩背疼，咽痛喉肿。斯乃以脉循上膈肺中，横过腋关，穿过尺泽入少商。故邪客于手太阴之络而生是病。

可刺手太阴肺经井穴，少商也，手大指侧。刺同身寸之一分，行六阴之数各一痏，左取右，右取左，如食顷已。灸三壮。

手阳明井

人病气满，胸中紧痛，烦热，喘而不已息。斯乃以其脉自肩端入缺盆，络肺；其支别者从缺盆中直而上颈。故邪客于手阳明之络而有是病。

可刺手阳明大肠井穴，商阳也，在手大指次指爪甲角，刺入一分，行六阴之数，左取右，右取左，如食顷已。灸三壮。

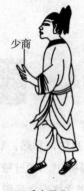

少商

手太阴井

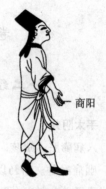

商阳

手阳明井

足阳明井

人病腹心闷，恶人火，闻响心惕，鼻衄唇㖞，疟狂，足痛，气蛊，疮疥，齿寒，乃脉起于鼻交頞中，下循鼻外，入上齿中，还出夹口环唇，下交承浆。却循颐后下廉出大迎，循颊车上耳前。故邪客于足阳明之络而有是病。

可刺足阳明胃经井厉兑，足次指爪甲上与肉交者韭许。刺一分，行六阴数，左取右，食顷已。

足太阴井

人病尸厥暴死，脉犹如常人而动，然阴盛于上，则邪气重上，而邪气逆，阳气乱，五络闭塞，结而不通，故状若尸厥，身脉动，不知人事。邪客手足少阴、太阴、足阳明络，此五络，命所关。

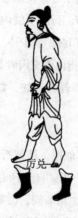

厉兑

足阳明井

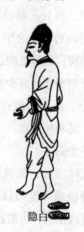

隐白

足太阴井

可初刺足太阴脾隐白，二刺足少阴肾涌泉，三刺足阳明胃厉兑，四刺手太阴肺少商，五刺手少阴心少冲，五井穴各二分，左右皆六阴数。不愈，刺神门；不愈，以竹管吹两耳，以指掩管口，勿泄气，必须极吹蹙，才脉络通，每极三度，甚者灸维会三壮。针前后各二分，泻二度，后再灸。

手少阴井

人病心痛烦渴，臂厥，胁肋疼，心中热闷，呆痴忘事，癫狂。斯乃以其脉起于心，支从心系夹喉咙，出向后完骨之下；直从肺，行腋下臑内，循廉肘内通臂，循廉抵腕，直过神门脉，入少冲。

可刺手心经井少冲，手小指内侧交肉者如韭叶。刺一分，行六阴数，右取左。若灸三炷，如麦大；不已，复刺神门穴。

手太阳井

人病颔肿，项强难顾，肩似拔，臑似折，肘臂疼，外廉痛。斯乃以其脉起小指，自少泽过前谷，上循臂内至肩，入缺盆，向腋，络心间，循咽下膈，抵胃；支从缺盆上颈颊，至目锐眦入耳，复循颊入鼻颊，斜贯于颧。故邪客于太阳络生是病。

可刺手小肠井少泽，小指外侧与肉相交如韭叶。刺一分，六阴数，各一痏，左病右取。若灸如小麦炷，三壮止。

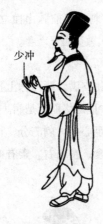

手少阴井

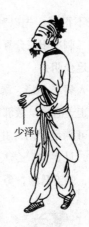

手太阳井

足太阳井

人病头项肩背腰目疼，脊痛，痔，疟，癫狂，目黄泪出，鼻流血。斯乃经之正者，从脑出，别下项；支别者，从膊内左右别下；又其络从上行，循眦上额，故邪客于足太阳络而有是病。

可刺足太阳膀胱井至阴，小指外侧韭叶。行六阴数，不已，刺金门五分，三壮；不已，刺申脉一寸三分，如人行十里，愈。有所坠，瘀血留腹内，满胀不得行，先以利药，次刺然谷前脉出血立已。不已，刺冲阳三分胃之原及大敦见血肝之井。

足少阴井

人病卒心痛，暴胀，胸胁支满。斯乃脉上贯肝膈，走于心内。故邪客于足少阴之络而有是病。

可刺足少阴肾井涌泉，足心中。刺三分，行六阴数，见血出，令人立饥欲食，左取右。素有此病新发，刺五日愈，灸三壮。

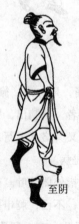

足太阳井

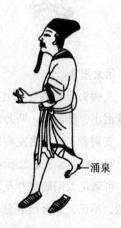

涌泉

足少阴井

手厥阴井

人病卒然心痛，掌中热，胸满膨，手挛臂痛，不能伸屈，腋下肿平，面赤目黄，善笑，心胸热，耳聋响。斯乃以其包络之脉，循胁过腋下，通臑内，至间使入劳宫，循经直入中冲；支别从掌循小指，过次指关冲。故邪客于手厥阴络生是病。

可刺手厥阴心包井中冲，中指内端去甲韭叶。刺一分，行六阴数，左取右，如食顷已。若灸可三壮，如小麦炷。

手少阳井

人病耳聋痛浑浑，目疼，肘痛，脊间心后疼甚。斯乃以其脉上臂，贯臑外，循肩上，交出少阳缺盆、膻中、膈内；支出颈项耳后，直入耳中，循遍目内眦。故邪气客于少阳之络生是病。

可刺手少阳三焦井穴，关冲也，手小指次指去爪甲与肉交者如韭叶许。刺一分，各一痏，右取左，如食顷已。如灸三壮不已，复刺少阳输中渚穴。

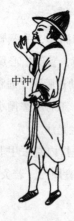

手厥阴井

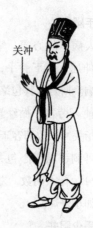

手少阳井

足少阳井

人病胸胁足痛，面滞，头目疼，缺盆腋肿汗多，颈项瘿瘤强硬，疟生寒热。乃脉支别者，从目锐下大迎，合手少阳抵项，下颊车，下颈合缺盆，以下胸，交中贯膈，络肝胆，循胁。故邪客于足少阳之络而有是病。

可刺足少阳胆井窍阴，在次指与肉交者如韭叶许。刺一分，行六阴数，各一痏，左病右取，如食顷已。灸可三壮。

足厥阴井

人病卒疝暴痛，及腹绕脐上下急痛。斯乃肝络去内踝上五寸，别走少阳；其支别者，循胫上睾，结于茎。故邪客于足厥阴之络而有是病。

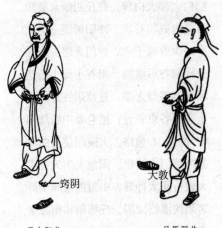

足少阳井　　　　　　　足厥阴井

可刺足厥阴肝经井大敦，大指端。行六阴数，左取右，素有此病再发，刺之三日已。若灸者，可五壮止。

井荥输原经合歌 《医经小学》

少商鱼际与太渊，经渠尺泽肺相连，
商阳二三间合谷，阳溪曲池大肠牵。
隐白大都太白脾，商丘阴陵泉要知，
厉兑内庭陷谷胃，冲阳解溪三里随。
少冲少府属于心，神门灵道少海寻，
少泽前谷后溪腕，阳谷小海小肠经。
涌泉然谷与太溪，复溜阴谷肾所宜，
至阴通谷束京骨，昆仑委中膀胱知。
中冲劳宫心包络，大陵间使传曲泽，
关冲液门中渚焦，阳池支沟天井索。
大敦行间太冲看，中封曲泉属于肝，
窍阴侠溪临泣胆，丘墟阳辅阳陵泉。

井荥输原经合横图 《聚英》

项氏曰：所出为井，井象水之泉；所溜为荥，

荥象水之陂；所注为输，输象水之窬；所行为经，
经象水之流；所入为合，合象水之归。皆取水义也。

	肺	脾	心	肾	包络	肝	
井（木）	少商	隐白	少冲	涌泉	中冲	大敦	春刺
荥（火）	鱼际	大都	少府	然谷	劳宫	行间	夏刺
输（土）	太渊	太白	神门	太溪	大陵	太冲	季夏刺
经（金）	经渠	商丘	灵道	复溜	间使	中封	秋刺
合（水）	尺泽	阴陵泉	少海	阴谷	曲泽	曲泉	冬刺
	大肠	胃	小肠	膀胱	三焦	胆	
井（金）	商阳	厉兑	少泽	至阴	关冲	窍阴	所出
荥（水）	二间	内庭	前谷	通谷	液门	侠溪	所溜
输（木）	三间	陷谷	后溪	束骨	中渚	临泣	所注
原	合谷	冲阳	腕骨	京骨	阳池	丘墟	所过
经（火）	阳溪	解溪	阳谷	昆仑	支沟	阳辅	所行
合（土）	曲池	三里	小海	委中	天井	阳陵泉	所入

又曰：春刺井，井者东方春也，万物之始生，
故言井。冬刺合，合者北方冬也，阳气入藏，故言
合。举始终而言，荥、输、经在其中矣。又曰：诸
井肌肉浅薄，泻井当泻荥。滑氏曰：补井当补合。

岐伯曰：春刺井者，邪在肝；夏刺荥者，邪在
心；季夏刺输者，邪在脾；秋刺经者，邪在肺；冬

刺合者，邪在肾，故也。帝曰：五脏而系于四时，何以知之？岐伯曰：五脏一病，辄有五验，假如肝病，色青者肝也，臊臭者肝也，喜酸者肝也，喜呼者肝也，喜泣者肝也。其病众多，不可尽言也。四脏有验，并系手四时者也，针之要妙，在于秋毫。

四明陈氏曰：春气在毛，夏气在皮，秋气在分肉，冬气在骨髓，是浅深之应也。

徐氏子午流注逐日按时定穴歌 徐氏

甲日戌时胆窍阴，丙子时中前谷荥，
戊寅陷谷阳明输，返本丘墟木在寅，
庚辰经注阳溪穴，壬午膀胱委中寻，
甲申时纳三焦水，荥合天干取液门。

乙日酉时肝大敦，丁亥时荥少府心，
己丑太白太冲穴，辛卯经渠是肺经，
癸巳肾宫阴谷合，乙未劳宫火穴荥。

丙日申时少泽当，戊戌内庭治胀康，

庚子时在三间输，本原腕骨可祛黄，
壬寅经火昆仑上，甲辰阳陵泉合长，
丙午时受三焦木，中渚之中仔细详。

丁日未时心少冲，己酉大都脾土逢，
辛亥太渊神门穴，癸丑复溜肾水通，
乙卯肝经曲泉合，丁巳包络大陵中。

戊日午时厉兑先，庚申荥穴二间迁，
壬戌膀胱寻束骨，冲阳土穴必还原，
甲子胆经阳辅是，丙寅小海穴安然，
戊辰气纳三焦脉，经穴支沟刺必痊。

己日巳时隐白始，辛未时中鱼际取，
癸酉太溪太白原，乙亥中封内踝比，
丁丑时合少海心，己卯间使包络止。

庚日辰时商阳居，壬午膀胱通谷之，
甲申临泣为输木，合谷金原返本归，
丙戌小肠阳谷火，戊子时居三里宜，
庚寅气纳三焦合，天井之中不用疑。

辛日卯时少商本，癸巳然谷何须忖，
乙未太冲原太渊，丁酉心经灵道引，
己亥脾合阴陵泉，辛丑曲泽包络准。

壬日寅时起至阴，甲辰胆脉侠溪荥，
丙午小肠后溪输，返求京骨本原寻，
三焦寄有阳池穴，返本还原似的亲。
戊申时注解溪胃，大肠庚戌曲池真，
壬子气纳三焦寄，井穴关冲一片金，
关冲属金壬属水，子母相生恩义深。

癸日亥时井涌泉，乙丑行间穴必然，
丁卯输穴神门是，本寻肾水太溪原，
包络大陵原并过，己巳商丘内踝边，
辛未肺经合尺泽，癸酉中冲包络连，
子午截时安定穴，留传后学莫忘言。

十二经纳天干歌 以下俱徐氏

甲胆乙肝丙小肠，丁心戊胃己脾乡，
庚属大肠辛属肺，壬属膀胱癸肾藏，
三焦亦向壬中寄，包络同归入癸方。

十二经纳地支歌

肺寅大卯胃辰宫，脾巳心午小未中，
申胱酉肾心包戌，亥焦子胆丑肝通。

脚不过膝手不过肘歌

阳日阳时气在前，血在后兮脉在边。
阴日阴时血在前，气在后兮脉归原。
阳日阳时针左转，先取阳经腑病看。
阴日阴时针右转，行属阴经脏腑痊。

流注图

足少阳胆之经，甲主，与己合，胆引气行。

甲日　甲戌时开胆为井金。

丙子时　小肠荥水。

戊寅时　胃输木，并过胆原丘墟，木原在寅。

庚辰时　大肠经火。

壬午时　膀胱合土。

甲申时　气纳三焦之荥水，甲属木，是以水生木，子母相生。

足厥阴肝之经，乙主，与庚合，肝引血行。

乙日　乙酉时开肝为井木。

丁亥时　心荥火。

己丑时　脾输土，并过肝原。

辛卯时　肺经金。

癸巳时　肾合水。

乙未时　血纳包络之荥火，乙属木，是以木生火也。

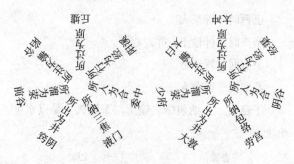

足少阳胆之经　甲主　　　　　足厥阴肝之经　乙主

手太阳小肠经，丙主，与辛合，小肠引气行。

丙日　丙申时开小肠井金。

戊戌时　胃荣水。

庚子时　大肠输木，并过小肠原。

壬寅时　膀胱经火。

甲辰时　胆合土。

丙午时　气纳三焦之输木，丙属火，是以木生火也。

手少阴心之经，丁主，与壬合，心引血行。

丁日　丁未时开心为井木。

己酉时　脾荥火。

辛亥时　肺输土，并过心原。

癸丑时　肾经金。

乙卯时　肝合水。

丁巳时　血纳包络之输土，丁属火、是以水生土也。

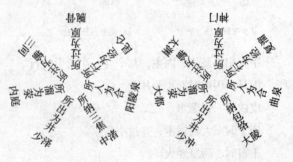

手太阳小肠经　丙主　　　　手少阴心之经　丁主

足阳明胃之经，戊主，与癸合，胃引气行。

戊日　戊午时开胃为井金。

庚申时　大肠荥水。

壬戌时　膀胱输木，并过胃原。

甲子时　胆经火。

丙寅时　小肠合土。

戊辰时　气纳三焦之经火，戊属土，是以火生土也。

足太阴脾之经，己主，与甲合，脾引血行。

己日　己巳时开脾为井木。

辛未时　肺荥火。

癸酉时　肾输土，并过脾原。

乙亥时　肝经金。

丁丑时　心合水。

己卯时　血纳包络之经金，己属土，是以土生金也。

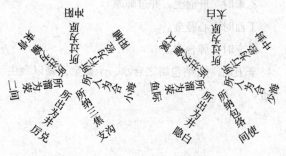

足阳明胃之经　戊主　　　　足太阴脾之经　己主

手阳明大肠经，庚主，与乙合，大肠引气行。

庚日　庚辰时开大肠井金。

壬午时　膀胱荥水。

甲申时　胆输木，并过大肠原。

丙戌时　小肠经火。

戊子时　胃合土。

庚寅时　气纳三焦之合土，庚属金，是以土生金也。

手太阴肺之经，辛主，与丙合，肺引血行。

辛日　辛卯时开肺为井木。

癸巳时　肾荥火。

乙未时　肝输土，并过肺原。

丁酉时　心经金。

己亥时　脾合水。

辛丑时　血纳包络之合水，辛属金，是以金生水也。

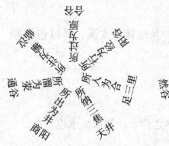

手阳明大肠经　庚主

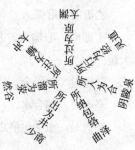

手太阴肺之经　辛主

足太阳膀胱经，壬主，与丁合，膀胱引气行。

壬日　壬寅时开膀胱井金。

甲辰时　胆荥水。

丙午时　小肠输木。

所过本原京骨，木原在午，水入火乡，故壬丙子午相交也，兼过三焦之原阳池。

戊申时　胃经火。

庚戌时　大肠合土。

壬子时　气纳三焦井金。

足少阴肾之经，癸主，与戊合，肾引血行。

癸日　癸亥时开肾为井木。

乙丑时　肝荥火。

丁卯时　心输土，并过肾原太溪，又过包络原大陵。

己巳时　脾经金。

辛未时　肺合水。

癸酉时　血纳包络之井木，谓水生木也。

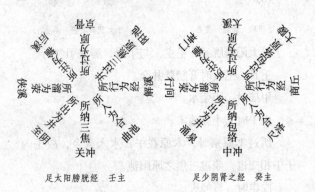

足太阳膀胱经　壬主　　　　　足少阴肾之经　癸主

论子午流注法 徐氏

子午流注者，谓刚柔相配，阴阳相合，气血循环，时穴开阖也。何以子午言之？曰：子时一刻，乃一阳之生；至午时一刻，乃一阴之生，故以子午分之而得乎中也。流者，往也。注者，住也。天干有十，经有十二：甲胆、乙肝、丙小肠、丁心、戊胃、己脾、庚大肠、辛肺、壬膀胱、癸肾，余两经，三焦、包络也。三焦乃阳气之父，包络乃阴血之母，此二经虽寄于壬癸，亦分派于十干，每经之中，有井、荥、输、经、合，以配金、水、木、火、土。是故阴井木而阳井金，阴荥火而阳荥水，阴输土而阳输木，阴经金而阳经火，阴合水而阳合土。经中有返本还元者，乃十二经出入之门也。阳经有原，遇输穴并过之；阴经无原，以输穴即代之，是以甲出丘墟，乙太冲之例。又按《千金》云，六阴经亦有原穴，乙中都，丁通里，己公孙，辛列缺，癸水泉，包络内关是也。故阳日气先行，而血后随也；阴日血先行，而气后随也。得时为之开，失时为之阖，阳干注腑，甲、丙、戊、庚、壬，而重见者气纳于三焦；阴干注脏，乙、丁、己、辛、癸，而重见者血纳包络。如甲日甲戌时，以开胆井，至戊寅时正当胃输，而又并过胆原，重见甲申时，气纳三焦，荥穴属水，甲属木，是以水生木，谓甲合还元化本。又如乙日乙酉时，以开肝井，至己丑时当脾之输，并过肝原，重见乙未时，血纳包络，荥穴属火，乙属木，是以木生火也。余仿此。具以子午相生，阴阳相济也。阳日无阴时，阴日无阳时，故甲与己合，乙与庚合，丙与辛合，丁与壬合，戊与癸合也。何谓甲与己合？曰：中央戊己属土，畏东方甲乙之木所克，戊乃阳为兄，己属阴为妹，戊兄遂将己妹嫁与木家，与甲为妻，庶得阴阳和合，而不相伤，所以甲与己合。余皆然，子午之法，尽于此矣。

流注开阖 《医学入门》

人每日一身周流六十六穴，每时周流五穴除六原穴，乃过经之所。相生相合者为开，则刺之，相克者为阖，则不刺。

阳生阴死，阴生阳死。如甲木死于午，生于亥；乙木死于亥，生于午。丙火生于寅，死于酉；丁火生于酉，死于寅。戊土生于寅，死于酉；己土生于酉，死于寅。庚金生于巳，死于子；辛金生于子，死于巳。壬水生于申，死于卯；癸水生于卯，死于申。凡值生我、我生及相合者，乃气血生旺之时，故可辨虚实刺之。克我、我克及阖闭时穴，气血正直衰绝，非气行未至，则气行已过，误刺妄引邪气，坏乱真气，实实虚虚，其害非小。

流注时日

阳日阳时阳穴，阴日阴时阴穴，阳以阴为阖，阴以阳为阖，阖者闭也。闭则以本时天干，与某穴相合者针之。

阳日遇阴时，阴日遇阳时，则前穴已闭，取其合穴针之。合者，甲与己合化土，乙与庚合化金，丙与辛合化水，丁与壬合化木，戊与癸合化火，五门十变，此之谓也。

其所以然者，阳日注腑，则气先至而后血行；阴日注脏，则血先至而气后行。顺阴阳者，所以顺气血也。

阳日六腑值日者引气，阴日六脏值日者引血。

或曰：阳日阳时已过，阴日阴时已过，遇有急疾奈何？曰：夫妻子母互用，必适其病为贵耳。

妻闭则针其夫，夫闭则针其妻，子闭针其母，母闭针其子，必穴与病相宜，乃可针也。

噫！用穴则先主而后客，用时则弃主而从宾。

假如甲日胆经为主，他穴为客，针必先主后客，其甲戌等时主穴不开，则针客穴。

按日起时，循经寻穴，时上有穴，穴上有时，分明实落，不必数上衍数，此所以宁守子午，而舍尔灵龟也。

灵龟八法，专为奇经八穴而设其图具后。但子午法，其理易明，其穴亦肘膝内穴，岂能逃子午之流注哉！

脏腑井荥输经合主治 《聚英》

假令得弦脉，病人善洁胆为清净之府故耳，面青善怒，此胆病也。若心下满，当刺窍阴井，身热当刺侠溪荥，体重节痛刺临泣输，喘嗽寒热刺阳辅经，逆气而泄刺阳陵泉合，又总刺丘墟原。

假令得弦脉，病人淋溲，便难，转筋，四肢满闭，脐左有动气，此肝病也。若心下满刺大敦井，身热刺行间荥，体重节痛刺太冲输，喘嗽寒热刺中封经，逆气而泄刺曲泉合。

假令得浮洪脉，病人面赤，口干喜笑，此小肠病也。若心下满刺少泽井，身热刺前谷荥，体重节痛刺后溪输，喘嗽寒热刺阳谷经，逆气而泄刺小海合，又总刺腕骨原。

假令得浮洪脉，病人烦心，心痛，掌中热而口啘，脐上有动气，此心病也。若心下满刺少冲井，身热刺少府荥，体重节痛刺神门输，喘嗽寒热刺灵道经，逆气而泄刺少海合。

假令得浮缓脉，病人面黄，善噫，善思，善味，此胃病也。若心下满刺厉兑井，身热刺内庭荥，体重节痛刺陷谷输，喘嗽寒热刺解溪经，逆气而泄刺三里合，又总刺冲阳原。

假令得浮缓脉，病人腹胀满，食不消，体重节痛，怠惰嗜卧，四肢不收，当脐有动气，按之牢若痛，此脾病也。若心下满刺隐白井，身热刺大都荥，体重节痛刺太白输，喘嗽寒热刺商丘经，逆气而泄刺阴陵泉合。

假令得浮脉，病人面白，善嚏，悲愁不乐欲哭，此大肠病也。若心下满刺商阳井，身热刺二间荥，体重节痛刺三间输，喘嗽寒热刺阳溪经，逆气而泄刺曲池合，又总刺合谷原。

假令得浮脉，病人喘嗽，洒淅寒热，脐右有动气，按之牢痛，此肺病也。若心下满刺少商井，身热刺鱼际荥，体重节痛刺太渊输，喘嗽寒热刺经渠经，逆气而泄刺尺泽合。

假令得沉迟脉，病人面黑，善恐欠，此膀胱病也。若心下满刺至阴井，身热刺通谷荥，体重节痛刺束骨输，喘嗽寒热刺昆仑经，逆气而泄刺委中合，又总刺京骨原。

假令得沉迟脉，病人逆气，小腹急痛，泄如下重，足胫寒而逆，脐下有动气，按之牢若痛，此肾病也。若心下满刺涌泉井，身热刺然谷荥，体重节痛刺太溪输，喘嗽寒热刺复溜经，逆气而泄刺阴谷合。

总论

纪氏曰：井之所治，不以五脏六腑，皆主心下满。荥之所治，不以五脏六腑，皆主身热。输之所治，不以五脏六腑，皆主体重节痛。经之所治，不以五脏六腑，皆主喘嗽寒热。合之所治，不以五脏六腑，皆主逆气而泄。

十二经是动所生病补泻迎随 以下俱《聚英》

《内经》曰：十二经病，盛则泻之，虚则补之，热则疾之，寒则留之，不盛不虚，以经取之。又曰：迎而夺之，随而济之。又曰：虚则补其母，实则泻其子。《难经》曰：经脉行血气，通阴阳，以荣于其身者也。其始平旦从中焦，注手太阴肺寅、阳明大肠卯，阳明注足阳明胃辰、太阴脾巳；太阴注手少阴心午、太阳小肠未，太阳注足太阳膀胱申、少阴

肾酉；少阴注手厥阴包络戌、少阳三焦亥，少阳注
足少阳胆子、厥阴肝丑，厥阴复注于手太阴明日寅
时，如环无端，转相灌溉。又曰：迎随者，知荣卫
流行，经脉往来，随其顺逆而取之也。

十二经之原歌

> 甲出丘墟乙太冲，丙居腕骨是原中，
> 丁出神门原内过，戊胃冲阳气可通，
> 己出太白庚合谷，辛原本出太渊同，
> 壬归京骨阳池穴，癸出太溪大陵中。

三焦行于诸阳，故置一腧曰原。又曰：三焦者，
水谷之道路，原气之别使也。主通行三气，经历五
脏六腑。原者，三焦之尊号，故所止辄为原也。

按《难经》云：五脏六腑之有病者，皆取其原。
王海藏曰：假令补肝经，于本经原穴补一针太冲穴是；
如泻肝经，于本经原穴亦泻一针。余仿此。

十二经病井荣输经合补虚泻实

手太阴肺经，属辛金。起中府，终少商，多气少血，寅时注此。

是动病邪在气，气留而不行，为是动病：肺胀膨膨而喘咳，缺盆中痛，甚则交两手而瞀，是谓臂厥。

所生病邪在血，血塞而不濡，为所生病：咳嗽上气，喘渴烦心，胸满，臑臂内前廉痛，掌中热。气盛有余，则肩背痛，风寒疑寒字衍汗出中风，小便数而欠。寸口大三倍于人迎。虚则肩背痛寒，少气不足以息，溺色变，卒遗矢无度，寸口反小于人迎也。

补　虚则补之用卯时随而济之：太渊，为输土。土生金，为母。经曰：虚则补其母。

泻　盛则泻之用寅时迎而夺之：尺泽，为合水。金生水，为子，实则泻其子。

手阳明大肠经，为庚金。起商阳，终迎香，气血俱多，卯时气血注此。

是动病：齿痛，颈肿。是主津。

所生病：目黄，口干，鼽衄，喉痹，肩前臑痛，大指次指不用。气有余则当脉所过者热肿，人迎大三倍于寸口。虚则寒栗不复，人迎反小于寸口也。

补　用辰时：曲池，为合土。土生金，虚则补其母。

泻　用卯时：二间，为荥水。金生水，实则泻其子。

足阳明胃经，属戊土。起头维，终厉兑，气血俱多，辰时注此。

是动病：洒洒然振寒，善伸数欠，颜黑。病至恶人与火，闻木音则惕然而惊，心动，欲独闭户牖而处。甚则欲登高而歌，弃衣而走，贲响腹胀，是谓骭厥。主血。

所生病：狂疟温淫，汗出鼽衄，口㖞唇胗，喉痹，大腹水肿，膝膑肿痛。循胸乳、气膺、伏兔、骭外廉、足跗上皆痛，中指不用。气盛则身以前皆热，其有余于胃，则消谷善饥，溺色黄，人迎大三倍于寸口。气不足，则身以前皆寒栗，胃中寒则胀满，人迎反小于寸口也。

补　用巳时，解溪，为经火。火生土，虚则补其母。

泻　用辰时，厉兑，为井金。土生金，实则泻其子。

足太阴脾经，属己土。起隐白，终大包，多气少血，巳时注此。

是动病：舌本强，食则呕，胃脘痛，腹胀善噫，得后出与气则快然如衰，身体皆重。是主脾。

所生病：舌生痛，体不能动摇，食不下，烦心，心下急痛，寒疟，溏瘕泄水，身黄疸不能卧，强立，股膝内肿厥，足大指不用。盛者，寸口大三倍于人迎。虚者，寸口小三倍于人迎也。

补　用午时，大都，为荥火。火生土，虚则补其母。

泻　用巳时，商丘，为经金，土生金，实则泻其子。

手少阴心经，属丁火。起极泉，终少冲，多气少血，午时注此。

是动病：咽干心痛，渴而欲饮，是为臂厥。主心。

所生病：目黄胁痛，臑臂内后廉痛、厥，掌中热。盛者，寸口大再倍于人迎。虚者，寸口反小于人迎也。

补　用未时，少冲，为井木。木生火，虚则补其母。

泻　用午时，神门，为输土。火生土，实则泻其子。

手太阳小肠经，属丙火。起少泽，终听宫，多血少气，未时注此。

是动病：嗌痛颔肿，不可回顾，肩似拔，臑似折。是主液。

所生病：耳聋目黄，颊肿，颈、颔、肩、臑、肘、臂外后廉痛。盛者，人迎大再倍于寸口。虚者，人迎反小于寸口也。

补　用申时，后溪，为输木。木生火，虚则补其母。

泻　用未时，小海，为合土。火生土，实则泻其子。

足太阳膀胱经，属壬水。起睛明，终至阴，多血少气，申时注此。

是动病：头痛，目似脱，项似拔，脊痛，腰似折，髀不可以曲，腘如结，腨似裂，是为踝厥。是主筋。

所生病：痔，疟，狂，癫，头囟顶痛，目黄泪出，衄衄，项、背、腰、尻、腘、腨脚皆痛，小指不用。盛者，人迎大再倍于寸口。虚者，人迎反小于寸口也。

补　用酉时，至阴，为井金。金生水，虚则补其母。

泻　用申时，束骨，为输木。水生木，实则泻其子。

足少阴肾经，属癸水。起涌泉，终俞府。多气少血，酉时注此。

是动病：饥不欲食，面黑如炭色，咳唾则有血，喝喝而喘，坐而欲起，目𥆧𥆧然如无所见，心悬如饥状，气不足则善恐，心惕然如人将捕之，是谓骨厥。是主肾。

所生病：口热，舌干，咽肿，上气，嗌干及痛，烦心，心痛，黄疸，肠澼，脊、股内后廉痛，痿厥，嗜卧，足下热而痛。盛者，寸口大再倍于人迎。虚者，寸口反小于人迎也。

补　用戊时，复溜，为经金。金生水，虚则补其母。

泻　用酉时，涌泉，为井木。水生木，实则泻其子。

手厥阴心包络经，配肾，属相火。起天池，终中冲，多血少气，戌时注此。

是动病：手心热，肘臂挛痛，腋下肿，甚则胸胁支满，心中澹澹大动，面赤，目黄，善笑不休。是主心包络。

所生病：烦心，心痛，掌中热。盛者，寸口大三倍于人迎。虚者，寸口反小于人迎也。

补　用亥时，中冲，为井木。木生火，虚则补其母。

泻　用戌时，大陵，为输土。火生土，实则泻其子。

手少阳三焦经，配心包络，属相火。起关冲，终耳门，多气少血，亥时注此。

是动病：耳聋，浑浑焞焞，咽肿喉痹。是主气。

所生病：汗出，目锐眦痛，颊痛，耳后、肩、臑、肘、臂外皆痛，小指次指不用。盛者，人迎大一倍于寸口。虚者，人迎反小于寸口也。

补　用子时，中渚，为输木。木生火，虚则补其母。

泻　用亥时，天井，为合土。火生土，实则泻其子。

足少阳胆经，属甲木。起瞳子髎，终窍阴，多气少血，子时注此。

是动病：口苦，善太息，心胁痛，不能转侧，甚则面微有尘，体无膏泽，足外反热，是为阳厥。是主骨。

所生病：头角额痛，目锐眦痛，缺盆中肿痛，腋下肿，马刀夹瘿，汗出振寒，疟，胸中、胁、肋、髀、膝外至胫绝骨、外踝前及诸节皆痛，小指次指不用。盛者，人迎大三倍于寸口。虚者，人迎反小于寸口也。

补　用丑时，侠溪，为荥水。水生木，虚则补其母。丘墟为原，皆取之。

泻　用子时，阳辅，为经火。木生火，实则泻其子。

足厥阴肝经，属乙木。起大敦，终期门，多血少气，丑时注此。

是动病：腰痛不可俯仰，丈夫㿉疝，妇人小腹肿，甚则咽干，面尘脱色。是主肝。

所生病：胸满，呕逆，洞泄，狐疝，遗溺，癃闭。盛者，寸口脉大一倍于人迎。虚者，寸口脉反小于人迎也。

补　用寅时，曲泉，为合水。水生木，虚则补其母。

泻　用丑时，行间，为荥火。木生火，实则泻其子。

十二经气血多少歌

多气多血经须记，大肠手经足经胃。
少血多气有六经，三焦胆肾心脾肺。
多血少气心包络，膀胱小肠肝所异。

十二经治症主客原络图 杨氏

肺之主　大肠客

太阴多气而少血，心胸气胀掌发热，喘咳缺盆痛莫禁，咽肿喉干身汗越，肩内前廉两乳疼，痰结膈中气如缺，所生病者何穴求，太渊偏历与君说。

可刺手太阴肺经原原者，太渊穴，肺脉所过为原。掌后内侧横纹头，动脉相应寸口是。复刺手阳明大肠络络者，偏历穴，去腕三寸，别走太阴。

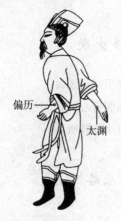

肺之主　大肠客

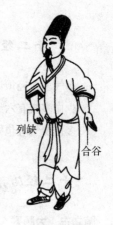

大肠主　肺之客

大肠主　肺之客

阳明大肠夹鼻孔，面痛齿疼腮颊肿，生疾目黄口亦干，鼻流清涕及血涌，喉痹肩前痛莫当，大指次指为一统，合谷列缺取为奇，二穴针之居病总。

可刺手阳明大肠原原者，合谷穴，大肠脉所过为原，歧骨间，复刺手太阴肺经络络者，列缺穴，去腕侧上寸半，交叉盐指尽是，别走阳明。

脾主　胃客

脾经为病舌本强，呕吐胃翻疼腹脏，阴气上冲噎难瘳，体重脾摇心事妄，疟生振栗兼体羸，秘结疸黄手执杖，股膝内肿厥而疼，太白丰隆取为尚。

可刺足太阴脾经原原者，太白穴，脾脉所过为原，足大指内踝前核骨下陷中，复刺足阳明胃经络络者，丰隆穴，去踝八寸，别走太阴。

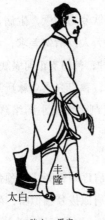

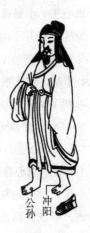

脾主　胃客　　　　　　胃主　脾客

胃主　脾客

腹填心闷意凄怆，恶人恶火恶灯光，耳闻响动心中惕，鼻衄唇喎疟又伤，弃衣骤步身中热，痰多足痛与疮疡，气蛊胸腿疼难止，冲阳公孙一刺康。

可刺足阳明胃经原原者，冲阳穴，胃脉所过为原，足跗上五寸骨间动脉，复刺足太阴脾经络络者，公孙穴，去足大指本节后一寸，内踝前，别走阳明。

真心主　小肠客

少阴心痛并干嗌，渴欲饮兮为臂厥，生病目黄口亦干，胁臂疼兮掌发热，若人欲治勿差求，专在医人心审察，惊悸呕血及怔忡，神门支正何堪缺。

可刺手少阴心经原原者，神门穴，心脉所过为原，手掌后锐骨端陷中，复刺手太阳小肠络络者，支正穴，腕上五寸，别走少阴。

小肠主　真心客

小肠之病岂为良，颊肿肩疼两臂旁，项颈强疼难转侧，嗌颔肿痛甚非常，肩似拔兮臑似折，生病耳聋及目黄，臑肘臂外后廉痛，腕骨通里取为详。

可刺手太阳小肠原原者，腕骨穴，小肠脉所过为原，手外侧腕前起骨下陷中，复刺手少阴心经络络者，通里穴，去腕一寸，别走太阳。

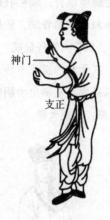

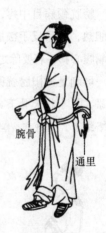

神门

支正

腕骨

通里

真心主　小肠客　　　　　　　小肠主　真心客

肾之主　膀胱客

脸黑嗜卧不欲粮，目不明兮发热狂，腰痛足疼步难履，若人捕获难躲藏，心胆战兢气不足，更兼胸结与身黄，若欲除之无更法，太溪飞扬取最良。

可刺足少阴肾经原原者，太溪穴，肾脉所过为原，内踝下后跟骨上动脉陷中，屈五指乃得穴，复刺足太阳膀胱络络者，飞扬穴，外踝上七寸，别走少阴。

膀胱主 肾之客

膀胱颈病目中疼，项腰足腿痛难行，痢疟狂癫心胆热，背弓反手额眉棱，鼻衄目黄筋骨缩，脱肛痔漏腹心膨，若要除之无别法，京骨大钟任显能。

可刺足太阳膀胱原原者，京骨穴，膀胱脉所过为原，足小指大骨下赤白肉际陷中，复刺足少阴肾经络者，大钟穴，当踝后绕跟，别走太阳。

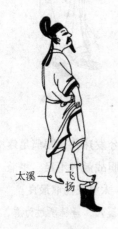

太溪——飞扬

肾之主 膀胱客

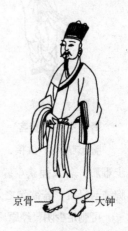

京骨——大钟

膀胱主 肾之客

三焦主　包络客

三焦为病耳中聋，喉痹咽干目肿红，耳后肘疼并出汗，脊间心后痛相从，肩背风生连膊肘，大便坚闭及遗癃，前病治之何穴愈，阳池内关法理同。

可刺手少阳三焦经原原者，阳池穴，三焦脉所过为原，手表腕上横断处陷中，复刺手厥阴心包经络络者，内关穴，去掌二寸两筋间，别走少阳。

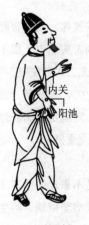

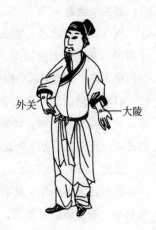

三焦主　包络客　　　　　　　　包络主　三焦客

包络主　三焦客

包络为病手挛急，臂不能伸痛如屈，胸膺胁满腋肿平，心中淡淡面色赤，目黄善笑不肯休，心烦心痛掌热极，良医达士细推详，大陵外关病消释。

可刺手厥阴心包经原原者，大陵穴，包络脉所过为原，掌后横纹中，复刺手少阳三焦经络络者，外关穴，去腕二寸，别走厥阴。

肝主　胆客

气少血多肝之经，丈夫溃散苦腰疼，妇人腹膨小腹肿，甚则嗌干面脱尘。所生病者胸满呕，腹中泄泻痛无停，癃闭遗溺疝瘕痛，太光二穴即安宁。

可刺足厥阴肝经原原者，太冲穴，肝脉所过为原，足大指节后二寸，动脉陷是，复刺足少阳胆经络络者，光明穴，去外踝五寸，别走厥阴。

胆主　肝客

胆经之穴何病生？胸胁肋疼足不举，面体不泽头目疼，缺盆腋肿汗如雨，颈项瘿瘤坚似铁，疟生寒热连骨髓。以上病症欲除之，须向丘墟蠡沟取。

可刺足少阳胆经原原者，丘墟穴，胆脉所过为

原，足外踝下如前陷中，去临泣三寸，复刺足厥阴
肝经络络者，蠡沟穴，去内踝五寸，别走少阳。

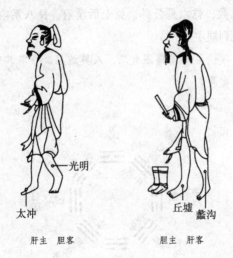

肝主　胆客　　　　　　　胆主　肝客

灵龟取法飞腾针图 徐氏

九宫图

戴九履一，左三右七，二四为肩，八六为足，五
木居中，寄于坤局。

八法歌

坎一联申脉，照海坤二五，震三属外关，巽四临泣数，乾六是公孙，兑七后溪府，艮八系内关，离九列缺主。

按：灵龟飞腾图有二，人莫适从，今取其效验者录之耳。

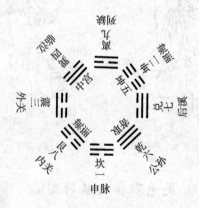

灵龟取法飞腾针图

八法交会八脉

公孙二穴，父，通冲脉
内关二穴，母，通阴维脉
｝合于心、胸、胃。

后溪二穴，夫，通督脉
申脉二穴，妻，通阳跷脉
｝合于目内眦、颈项、耳、肩膊、小肠、膀胱。

临泣二穴，男，通带脉
外关二穴，女，通阳维脉
｝合于目锐眦、耳后、颊、颈、肩。

列缺二穴，主，通任脉
照海二穴，客，通阴跷脉
｝合于肺系、咽喉、胸膈。

八法交会歌

内关相应是公孙，外关临泣总相同，
列缺交经通照海，后溪申脉亦相从。

八脉交会八穴歌

公孙冲脉胃心胸，内关阴维下总同，
临泣胆经连带脉，阳维目锐外关逢，
后溪督脉内眦颈，申脉阳跷络亦通，
列缺任脉行肺系，阴跷照海膈喉咙。

八脉配八卦歌

乾属公孙艮内关，巽临震位外关还，
离居列缺坤照海，后溪兑坎申脉联。
补泻浮沉分逆顺，随时呼吸不为难，
仙传秘诀神针法，万病如拈立便安。

八穴配合歌

公孙偏与内关合，列缺能消照海疴，
临泣外关分主客，后溪申脉正相和。

左针右病知高下，以意通经广按摩，
补泻迎随分逆顺，五门八法是真科。

刺法启玄歌 五言

八法神针妙，飞腾法最奇，
砭针行内外，水火就中推。
上下交经走，疾如应手驱，
往来依进退，补泻逐迎随。
用似船推舵，应如弩发机。
气聚时间散，身疼指下移。
这般玄妙诀，料得少人知。

八法五虎建元日时歌

甲己之辰起丙寅，乙庚之日戊寅行，
丙辛便起庚寅始，丁壬壬寅亦顺寻，
戊癸甲寅定时候，五门得合是元因。

八法逐日干支歌

甲己辰戌丑未十，乙庚申酉九为期，
丁壬寅卯八成数，戊癸巳午七相宜，
丙辛亥子亦七数，逐日支干即得知。

八法临时干支歌

甲己子午九宜用，乙庚丑未八无疑，
丙辛寅申七作数，丁壬卯酉六顺知，
戊癸辰戌各有五，巳亥单加四共齐，
阳日除九阴除六，不及零余穴下推。

其法如甲丙戊庚壬为阳日，乙丁己辛癸为阴日，
以日时干支算计何数，阳日除九数，阴日除六数，
阳日多或一九、二九、三九、四九；阴日多或二六、
三六、四六、五六，剩下若干，同配卦数日时，得
何卦，即知何穴开矣。

假如甲子日戊辰时，以日上甲得十数，子得七

数，以时上戊得五数，辰得五数，共成二十七数，此是阳日。以九除去，二九一十八，余有九数，合离卦，即列缺穴开也。

假如乙丑日壬午时，以日上乙为九，丑为十，以时上壬为六，午为九，共成三十四数，此是阴日。以六除去，五六三十数，零下四数，合巽四，即临泣穴开也。余仿此。

推定六十甲子日时穴开图例

丙寅临卯照 戊辰公巳外 庚午后未照 壬申外酉申 **甲子日**	戊寅公卯临 庚辰照巳公 壬午临未照 甲申照酉外 **乙丑日**	庚寅外卯临 壬辰公巳临 甲午公未临 丙申照酉列 **丙寅日**	壬寅照卯外 甲辰公巳临 丙午照未公 戊申临酉申 **丁卯日**
甲寅公卯临 丙辰照巳列 戊午临未后 庚申照酉外 **戊辰日**	丙寅申卯公 戊辰外巳列 庚午临未照 壬申公酉临 **己巳日**	戊寅申卯照 庚辰照巳公 壬午临未照 甲申申酉外 **庚午日**	庚寅照卯公 壬辰临巳照 丙午照未外 戊申酉酉照 **辛未日**
壬寅外卯申 甲辰临巳照 丙午公未临 戊申照酉照 **壬申日**	甲寅照卯公 丙辰临巳照 戊午公未外 庚申申酉照 **癸酉日**	丙寅公卯照 戊辰临巳照 庚午公未内 壬申公酉临 **甲戌日**	戊寅临卯申 庚寅照巳外 壬午申未照 甲申申酉临 **乙亥日**

续表

日	内容	日	内容	日	内容	日	内容
己卯日	丙寅照卯公 戊辰临巳申 庚午照未申 壬申照酉照	戊寅日	甲寅临卯内 丙辰列巳后 戊午临未照 庚申列酉外	丁丑日	壬寅临卯照 甲辰照巳公 丙午临未外 戊申照酉外	丙子日	庚寅照卯列 壬辰后巳照 甲午照未外 丙申中酉内
癸未日	甲寅外卯申 丙辰照巳外 戊午临未照 庚申外酉照	壬午日	壬寅申卯内 甲辰照巳列 丙午临未照 戊申列酉外	辛巳日	庚寅照卯外 壬辰照巳照 甲午照未公 丙申照酉照	庚辰日	戊寅临卯后 庚辰照巳外 壬午后未照 甲申内酉公
丁亥日	壬寅临卯照 丙辰照巳外 戊午申未照 庚申照酉公	丙戌日	庚寅照卯外 壬辰申巳后 甲午内未公 丙申临酉照	乙酉日	戊寅公卯外 庚辰照巳照 壬午外未临 甲申临酉照	甲申日	丙寅公卯临 戊辰照巳照 庚午列未公 壬申照酉列
辛卯日	庚寅公卯临 壬辰照巳公 甲午外未申 丙申照酉外	庚寅日	戊寅照卯照 庚辰照巳外 壬午照未外 甲申中酉临	己丑日	丙寅临卯照 戊辰照巳外 庚午临未照 壬申外酉申	戊子日	甲寅外卯申 丙辰内酉照 戊午临未临 庚申照酉列

续表

壬辰日	壬寅卯照 甲辰照巳外 丙午后未照 戊申外酉公	癸巳日	甲寅公卯临 丙辰照巳公 戊午临未照 庚申照酉外	甲午日	丙寅临卯照 戊辰列巳外 庚午照未临 壬申外酉申	乙未日
丙申日	庚寅临卯照 壬辰列巳后 甲午后未照 丙申外酉内	丁酉日	庚寅临卯照 甲辰列巳后 丙午外未照 戊申外酉申	戊戌日	甲寅公卯临 丙辰照巳列 戊午照未后 庚申酉照外	己亥日
庚子日	戊寅卯照 庚辰列巳外 壬午后未照 甲申外酉申	辛丑日	壬寅照卯临 甲辰临巳申 丙午照未外 戊申申酉照	壬寅日	庚寅照卯申 壬辰临巳申 甲午照未外 丙申申酉临	癸卯日
甲辰日	丙寅临卯照 戊辰外巳列 庚午照未照 壬申公酉临	乙巳日	戊寅临卯申 壬辰照巳公 甲申临未内 丙申公酉内	丙午日	庚寅照卯列 壬辰照巳照 甲午照未外 丙申酉酉内	丁未日

续表

辛亥日	庚寅照卯外 / 壬辰申巳临 / 甲午照未照 / 丙申照酉照
乙卯日	戊寅照卯照 / 庚辰照公临 / 壬午照未照 / 甲申外酉临
己未日	丙寅临卯外 / 戊辰公巳外 / 庚午申后照 / 壬申外酉申
癸亥日	甲寅公卯临 / 丙辰照巳公 / 戊午临未临 / 庚申照酉外
庚戌日	戊寅临卯后 / 庚辰照巳外 / 壬午后临照 / 甲申内酉公
甲寅日	丙寅照卯临 / 戊辰申巳临 / 庚午内未公 / 壬申临酉照
戊午日	甲寅外卯申 / 丙辰照巳公 / 戊午申未临 / 庚申照酉列
壬戌日	壬寅临卯照 / 甲辰照巳外 / 丙午申后照 / 戊申外酉公
己酉日	丙寅外卯申 / 戊辰照巳内 / 庚午公未临 / 壬申照酉公
癸丑日	甲寅临卯外 / 丙辰照巳临 / 戊午申未临 / 庚申照酉公
丁巳日	庚寅照卯外 / 壬辰申巳内 / 甲午申未公 / 丙申外酉临
辛酉日	庚寅申卯外 / 壬辰照巳临 / 甲午申未临 / 丙申公酉临
戊申日	甲寅照卯外 / 丙辰临巳内 / 戊午申未公 / 庚申临酉照
壬子日	壬寅照卯内 / 甲辰照巳列 / 丙午内未照 / 戊申列酉外
丙辰日	庚寅照卯外 / 壬辰申巳内 / 甲午内未公 / 丙申临酉照
庚申日	戊寅照卯公 / 庚辰临巳照 / 壬午公未临 / 甲申后酉照

上图乃预先推定六十甲子，逐日逐时某穴所开，以便用针，庶临时仓卒之际，不致有差讹之失也。

八脉图并治症穴 <small>徐氏 杨氏</small>

冲脉

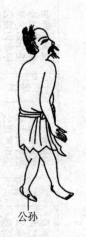

考穴：公孙二穴，脾经。足大指内侧本节后一寸陷中，举足，两足掌相对取之。针一寸。主心腹五脏病，与内关主客相应。

治病：[西江月] 九种心疼延闷，结胸翻胃难停。酒食积聚胃肠鸣，水食气疾膈病。

脐痛腹疼胁胀，肠风疟疾心疼，胎衣不下血迷心，泄泻公孙立应。

公孙

冲脉

凡治后症，必先取公孙为主，次取各穴应之。

徐氏：

九种心疼，一切冷气：大陵　中脘　隐白

痰膈涎闷，胸中隐痛：劳宫　膻中　间使

气膈五噎，饮食不下：膻中　三里　太白

脐腹胀满，食不消化：天枢　水分　内庭

胁肋下痛，起止艰难：支沟　章门　阳陵泉

泄泻不止，里急后重：下脘　天枢　照海

胸中刺痛，隐隐不乐：内关　大陵　彧中

两胁胀满，气攻疼痛：绝骨　章门　阳陵泉

中满不快，翻胃吐食：中脘　太白　中魁

胃脘停痰，口吐清水：巨阙　中脘　厉兑

胃脘停食，疼刺不已：中脘　三里　解溪

呕吐痰涎，眩晕不已：膻中　中魁　丰隆

心疟，令人心内怔忡：神门　心俞　百劳

脾疟，令人怕寒腹痛：商丘　脾俞　三里

肝疟，令人气色苍，恶寒发热：中封　肝俞
绝骨

肺疟，令人心寒怕惊：列缺　肺俞　合谷

肾疟，令人洒热，腰脊强痛：大钟　肾俞
申脉

疟疾大热不退：间使　百劳　绝骨

疟疾先寒后热：后溪　曲池　劳宫

疟疾先热后寒：曲池　百劳　绝骨

疟疾心胸疼痛：内关　上脘　大陵

疟疾头痛眩晕，吐痰不已：合谷　中脘　列缺

疟疾骨节疼痛：魄户　百劳　然谷

疟疾口渴不已：关冲　人中　间使

胃疟，令人善饥，不能食：厉兑　胃俞　大都

胆疟，令人恶寒怕惊，睡卧不安：临泣　胆俞　期门

黄疸，四肢俱肿，汗出染衣：至阳　百劳　腕骨　中脘　三里

黄疸，遍身皮肤、面目、小便俱黄：脾俞　隐白　百劳　至阳　三里　腕骨

谷疸，食毕则心眩，心中拂郁，遍体发黄：胃俞　内庭　至阳　三里　腕骨　阴谷

酒疸，身目俱黄，心中痛，面发赤斑，小便赤黄：胆俞　至阳　委中　腕骨

女痨疸，身目俱黄，发热恶寒，小便不利：关元　肾俞　至阳　然谷

杨氏治症：

月事不调：关元　气海　天枢　三阴交

胸中满痛：劳宫　通里　大陵　膻中

痰热结胸：列缺　大陵　涌泉

四肢风痛：曲池　风市　外关　阳陵泉　三阴交
手三里

咽喉闭塞：少商　风池　照海　颊车

阴维脉

考穴：内关二穴，心包经。去
掌二寸两筋间，紧握拳取之。针一
寸二分。主心胆脾胃之病，与公孙
二穴主客相应。

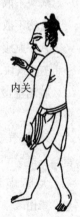

内关

治病：［西江月］中满心胸痞
胀，肠鸣泄泻脱肛。食难下膈酒来
伤，积块坚横胁抢。

妇女胁疼心痛，结胸里急难当。
伤寒不解结胸膛，疟疾内关独当。

凡治后症，必先取内关为主，
次取各穴应之。

阴维脉

徐氏：

中满不快，胃脘伤寒：中脘　大陵　三里　膻中

中焦痞满，两胁刺痛：支沟　章门　膻中

脾胃虚冷，呕吐不已：内庭　中脘　气海　公孙

脾胃气虚，心腹胀满：太白　三里　气海　水分

胁肋下疼，心脘刺痛：气海　行间　阳陵泉

痞块不散，心中闷痛：大陵　中脘　三阴交

食癥不散，人渐羸瘦：腕骨　脾俞　公孙

食积血瘕，腹中隐痛：胃俞　行间　气海

五积气块，血积血癖：膈俞　肝俞　大敦　照海

脏腑虚冷，两胁痛疼：支沟　通里　章门　阳陵泉

风壅气滞，心腹刺痛：风门　膻中　劳宫　三里

大肠虚冷，脱肛不收：百会　命门　长强　承山

大便艰难，用力脱肛：照海　百会　支沟

脏毒肿痛，便血不止：承山　肝俞　膈

俞　长强

　　五种痔疾，攻痛不已：合阳　长强　承山

　　五痫等症，口中吐沫：后溪　神门　心

俞　鬼眼

　　心性呆痴，悲泣不已：通里　后溪　神

门　大钟

　　心惊发狂，不识亲疏：少冲　心俞　中

脘　十宣

　　健忘易失，言语不纪：心俞　通里　少冲

　　心气虚损，或歌或笑：灵道　心俞　通里

　　心中惊悸，言语错乱：少海　少府　心

俞　后溪

　　心中虚惕，神思不安：乳根　通里　胆

俞　心俞

　　心惊中风，不省人事：中冲　百会　大敦

　　心脏诸虚，怔忡惊悸：阴郄　心俞　通里

　　心虚胆寒，四体颤掉：胆俞　通里　临泣

督脉

考穴：后溪二穴，小肠经。小指本节后外侧骨缝中，紧握拳尖上。针一寸。主头面项颈病，与申脉主客相应。

治病：[西江月]手足拘挛战掉，中风不语痫癫。头疼眼肿泪涟涟，腿膝背腰痛遍。

项强伤寒不解，牙齿腮肿喉咽。手麻足麻破伤牵，盗汗后溪先砭。

凡治后症，必先取后溪为主，次取各穴应之。

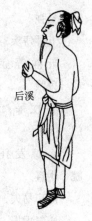

后溪

督脉

徐氏：

手足挛急，屈伸艰难：三里　曲池　尺泽　合谷　行间　阳陵泉

手足俱颤，不能行步握物：阳溪　曲池　腕骨　太冲　绝骨　公孙　阳陵泉

颈项强痛，不能回顾：承浆　风池　风府

两腮颊痛红肿：大迎　颊车　合谷

咽喉闭塞，水粒不下：天突　商阳　照海　十宣

双蛾风，喉闭不通：少商　金津　玉液　十宣

单蛾风，喉中肿痛：关冲　天突　合谷

偏正头风及两额角痛：列缺　合谷　太阳紫
脉　头临泣　丝竹空

两眉角痛不已：攒竹　阳白　印堂　合
谷　头维

头目昏沉，太阳痛：合谷　太阳紫脉　头缝

头项拘急，引肩背痛：承浆　百会　肩
井　中渚

醉头风，呕吐不止，恶闻人言：涌泉　列
缺　百劳　合谷

眼赤肿，冲风泪下不已：攒竹　合谷　小骨
空　临泣

破伤风，因他事搐发，浑身发热癫强：大
敦　合谷　行间　十宣　太阳紫脉宜锋针出血

杨氏治症：

咳嗽寒痰：列缺　涌泉　申脉　肺俞　天
突　丝竹空

头目眩晕：风池　命门　合谷

头项强硬：承浆　风府　风池　合谷

牙齿疼痛：列缺　人中　颊车　吕细　太渊
合谷

耳不闻声：听会　商阳　少冲　中冲

破伤风症：承浆　合谷　八邪　后溪　外关
四关

阳跷脉

考穴：申脉二穴，膀胱经。
足外踝下陷中，赤白肉际，直立
取之。针一寸。主四肢风邪及痈
毒病，与后溪主客相应。

治病：［西江月］腰背屈强腿
肿，恶风自汗头疼，雷头赤目痛
眉棱，手足麻挛臂冷。

吹乳耳聋鼻衄，痫癫肢节烦
憎，遍身肿满汗头淋，申脉先针
有应。

凡治后症，必先取申脉为主，
次取各穴应之。

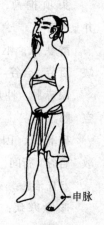

——申脉

阳跷脉

徐氏：

腰背强不可俯仰：腰俞　膏肓　委中刺紫脉出血

肢节烦痛，牵引腰脚疼：肩髃　曲池　昆仑　阳陵

中风不省人事：中冲　百会　大敦　印堂　合谷

中风不语：少商　前顶　人中　膻中　合谷　哑门

中风半身瘫痪：手三里　腕骨　合谷　绝骨　行间　风市　三阴交

中风偏枯，疼痛无时：绝骨　太渊　曲池　肩髃　三里　昆仑

中风四肢麻痹不仁：肘髎　上廉　鱼际　风市　膝关　三阴交

中风手足搔痒，不能握物：臑会　腕骨　合谷　行间　风市　阳陵泉

中风口眼喎斜，牵连不已：人中　合谷　太渊　十宣　瞳子髎　颊车此穴针入一分，沿皮向下

透地仓穴。喝左泻右，喝右泻左，可灸二七壮。

中风角弓反张，眼目盲视：百会　百劳　合谷
曲池　行间　十宣　阳陵泉

中风口噤不开，言语蹇涩：地仓宜针透　颊车
人中　合谷

腰脊项背疼痛：肾俞　人中　肩井　委中

腰痛，起止艰难：然谷　膏肓　委中　肾俞

足背生毒，名曰发背：内庭　侠溪　行间
委中

手背生毒，名附筋发背：液门　中渚　合谷
外关

手臂背生毒，名曰附骨疽：天府　曲池　委中

杨氏治症：

背胛生痈：委中　侠溪　十宣　曲池　液门
内关　外关

遍体疼痛：太渊　三里　曲池

鬓髭发毒：太阳　申脉　太溪　合谷　外关

项脑攻疮：百劳　合谷　申脉　强间　委中

头痛难低：申脉　金门　承浆

颈项难转：后溪　合谷　承浆

带脉

考穴：临泣二穴，胆经。足小指次指外侧，本节中筋骨缝内去一寸是。针五分，放水随皮过一寸。主四肢病，与外关主客相应。

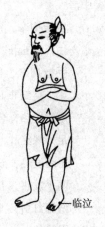

治病：［西江月］手足中风不举，痛麻发热拘挛，头风痛肿项腮连，眼肿赤疼头旋。

齿痛耳聋咽肿，浮风搔痒筋牵，腿疼胁胀肋肢偏，临泣针时有验。

带脉

凡治后症，必先取临泣为主，次取各穴应之。

徐氏：

足跗肿痛，久不能消：行间　申脉

手足麻痹，不知痒痛：太冲　曲池　大陵　合谷三里　中渚

两足颤掉，不能移步：太冲　昆仑　阳陵泉

两手颤掉，不能握物：曲泽　腕骨　合谷　中渚

足指拘挛，筋紧不开：足十指节，握拳指尖，小麦灶，灸五壮　丘墟　公孙　阳陵泉

手指拘挛，伸缩疼痛：手十指节，握拳指尖，小麦灶，灸五壮　尺泽　阳溪　中渚　五虎

足底发热，名曰湿热：涌泉　京骨　合谷

足外踝红肿，名曰穿踝风：昆仑　丘墟　照海

足跗发热，五指节痛：冲阳　侠溪　足十宣

两手发热，五指疼痛：阳池　液门　合谷

两膝红肿疼痛，名曰鹤膝风：膝关　行间　风市　阳陵泉

手腕起骨痛，名曰绕踝风：太渊　腕骨　大陵

腰胯疼痛，名曰寒疝：五枢　委中　三阴交

臂膊痛连肩背：肩井　曲池　中渚

腿胯疼痛，名曰腿叉风：环跳　委中　阳陵泉

白虎历节风疼痛：肩井　三里　曲池　委中　合谷　行间　天应遇痛处针，强针出血

走注风游走，四肢疼痛：天应　曲池　三

里　委中

浮风，浑身搔痒：百会　百劳　命门　太阳紫

脉　风市　绝骨　水分　气海　血海　委中　曲池

头项红肿强痛：承浆　风池　肩井　风府

肾虚腰痛，举动艰难：肾俞　脊中　委中

闪挫腰痛，起止艰难：脊中　腰俞　肾

俞　委中

虚损湿滞腰痛，行动无力：脊中　腰俞　肾

俞　委中

诸虚百损，四肢无力：百劳　心俞　三里　关

元　膏肓

胁下肝积，气块刺痛：章门　支沟　中脘　大

陵　阳陵泉

杨氏治症：

手足拘挛：中渚　尺泽　绝骨　八邪　阳

溪　阳陵泉

四肢走注：三里　委中　命门　天应　曲

池　外关

膝胫酸痛：行间　绝骨　太冲　膝眼　三

里　阳陵泉

腿寒痹痛：四关　绝骨　风市　环跳　三阴交

臂冷痹痛：肩井　曲池　外关　三里

百节酸痛：魂门　绝骨　命门　外关

阳维脉

考穴：外关二穴，三焦经。掌背去腕二寸，骨缝两筋陷中，伏手取之。针一寸二分。主风寒经络皮肤病，与临泣主客相应。

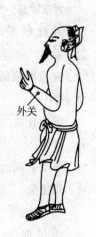

外关

治病：〔西江月〕肢节肿疼膝冷，四肢不遂头风，背胯内外骨筋攻，头项眉棱皆痛。

手足热麻盗汗，破伤跟肿睛红，伤寒自汗表烘烘，独会外关为重。

凡治后症，必先取外关为主，次取各穴应之。

阳维脉

徐氏

臂膊红肿，肢节疼痛：肘髎　肩髃　腕骨

足内踝红肿痛，名曰绕踝风：太溪　丘墟　临泣　昆仑

手指节痛，不能伸屈：阳谷　五虎　腕骨　合谷

足指节痛，不能行步：内庭　太冲　昆仑

五脏结热，吐血不已，取五脏俞穴，并血会治之：心俞　肺俞　脾俞　肝俞　肾俞　膈俞

六腑结热，血妄行不已，取六腑俞，并血会治之：胆俞　胃俞　小肠俞　大肠俞　膀胱俞　三焦俞　膈俞

鼻衄不止，名血妄行：少泽　心俞　膈俞　涌泉

吐血昏晕，不省人事：肝俞　膈俞　通里　大敦

虚损气逆，吐血不已：膏肓　膈俞　丹田　肝俞

吐血衄血，阳乘于阴，血热妄行：中冲　肝俞　膈俞　三里　三阴交

血寒亦吐，阴乘于阳，名心肺二经呕血：少

商　心俞　神门　肺俞　膈俞　三阴交

　　舌强难言及生白胎：关冲　中冲　承浆　聚泉

　　重舌肿胀，热极难言：十宣　海泉　金

津　玉液

　　口内生疮，名枯曹风：兑端　支沟　承

浆　十宣

　　舌吐不收，名曰阳强：涌泉　兑端　少

冲　神门

　　舌缩难言，名曰阴强：心俞　膻中　海泉

　　唇吻裂破，血出干痛：承浆　少商　关冲

　　项生瘰疬，绕颈起核，名曰蟠蛇疬：天井　风

池　肘尖　缺盆　十宣

　　瘰疬延生胸前，连腋下者，名曰瓜藤疬：肩

井　膻中　大陵　支沟　阳陵泉

　　左耳根肿核者，名曰惠袋疬：翳风　后

溪　肘尖

　　右耳根肿核者，名曰蜂窝疬：翳风　颊车　后

溪　合谷

　　耳根红肿痛：合谷　翳风　颊车

颈项红肿不消，名曰项疽：风府　肩井　承浆

目生翳膜，隐涩难开：睛明　合谷　肝

俞　鱼尾

风沿烂眼，迎风冷泪：攒竹　丝竹　二间　小

骨空

目风肿痛，努肉攀睛：和髎　睛明　攒竹　肝

俞　委中　合谷　肘尖　照海　列缺　十宣

牙齿两颔肿痛：人中　合谷　吕细

上片牙痛，及牙关不开：太渊　颊车　合

谷　吕细

下片牙疼，颊项红肿痛：阳溪　承浆　颊

车　太溪

耳聋，气痞疼痛：听会　肾俞　三里　翳风

耳内或鸣、或痒、或痛：客主人　合谷　听会

雷头风晕，呕吐痰涎：百会　中脘　太

渊　风门

肾虚头痛，头重不举：肾俞　百会　太

溪　列缺

痰厥头晕，头目昏沉：大敦　肝俞　百会

头顶痛，名曰正头风：上星　百会　脑空　涌泉
合谷

目暴赤肿疼痛：攒竹　合谷　迎香

杨氏治症：

中风拘挛：中渚　阳池　曲池　八邪

任脉

考穴：列缺二穴，肺经。
手腕内侧一寸五分，手交叉，
盐指尽处骨间是。针八分。主
心腹胁肋五脏病，与照海主客
相应。

治病：［西江月］痔疟便
肿泄痢，唾红溺血咳痰，牙疼
喉肿小便难，心胸腹疼噎咽。

产后发强不语，腰痛血疾
脐寒，死胎不下膈中寒，列缺
乳痈多散。

凡治后症，必先取列缺为
主，次取各穴应之。

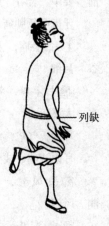

——列缺

任脉

徐氏：

鼻流涕臭，名曰鼻渊：曲差　上星　百会　风门　迎香

鼻生息肉，闭寒不通：印堂　迎香　上星　风门

伤风面赤，发热头痛：通里　曲池　绝骨　合谷

伤风感寒，咳嗽咳满：膻中　风门　合谷　风府

伤风，四肢烦热，头痛：经渠　曲池　合谷　委中

腹中肠痛，下利不已：内庭　天枢　三阴交

赤白痢疾，腹中冷痛：水道　气海　外陵　天枢　三阴交　三里

胸前两乳红肿痛：少泽　大陵　膻中

乳痈肿痛，小儿吹乳：中府　膻中　少泽　大敦

腹中寒痛，泄泻不止：天枢　中脘　关元　三阴交

妇人血积痛，败血水止：肝俞　肾俞　膈俞　三阴交

咳嗽寒痰，胸膈闭痛：肺俞　膻中　三里

久嗽不愈，咳唾血痰：风门　太渊　膻中

哮喘气促，痰气壅盛：丰隆　俞府　膻中　三里

吼喘胸膈急痛：彧中　天突　肺俞　三里

吼喘气满，肺胀不得卧：俞府　风门　太渊　中府　三里　膻中

鼻塞不知香臭：迎香　上星　风门

鼻流清涕，腠理不密，喷嚏不止：神庭　肺俞　太渊　三里

妇人血沥，乳汁不通：少泽　大陵　膻中　关冲

乳头生疮，名曰妒乳：乳根　少泽　肩井　膻中

胸中噎塞痛：大陵　内关　膻中　三里

五瘿等症。项瘿之症有五：一曰石瘿，如石之硬；二曰气瘿，如绵之软；三曰血瘿，如赤脉细丝；

四曰筋瘿，如无骨；五曰肉瘿，如袋之状。此乃五瘿之形也：扶突　天突　天窗　缺盆　俞府　膺俞　喉上　膻中　合谷　十宣出血

口内生疮，臭秽不可近：十宣　人中　金津　玉液　承浆　合谷

三焦极热，舌上生疮：关冲　外关　人中　迎香　金津　玉液　地仓

口气冲人，臭不可近：少冲　通里　人中　十宣　金津　玉液

冒暑大热，霍乱吐泻：委中　百劳　中脘　曲池　十宣　三里　合谷

中暑自热，小便不利：阴谷　百劳　中脘　委中　气海　阴陵泉

小儿急惊风，手足搐搦：印堂　百会　人中　中冲　大敦　太冲　合谷

小儿慢脾风，目直视，手足搐，口吐沫：大敦　脾俞　百会　上星　人中

消渴等症：三消其症不同，消脾　消中　消肾。《素问》云：胃府虚，食斗不能充饥；肾脏渴，饮百

杯不能止渴；及房劳不称心意，此为三消也。乃土燥承渴，不能克化，故成此病。

人中　公孙　脾俞　中脘　关冲　照海治饮不止渴　太溪治房不称心　三里治食不充饥

黑痧，腹痛头疼，发热恶寒，腰背强痛，不得睡卧：百劳　天府　委中　十宣

白痧，腹痛吐泻，四肢厥冷，十指甲黑，不得睡卧：大陵　百劳　大敦　十宣

黑白痧，头疼发汗，口渴，大肠泄泻，恶寒，四肢厥冷，不得睡卧，名曰绞肠痧，或肠鸣腹响：委中　膻中　百会　丹田　大敦　窍阴　十宣

杨氏治症：

血迷血晕：人中

胸膈痞结：涌泉　少商　膻中　内关

脐腹疼痛：膻中　大敦　中府　少泽　太渊　三阴交

心中烦闷：阴陵　内关

耳内蝉鸣：少冲　听会　中冲　商阳

鼻流浊污：上星　内关　列缺　曲池　合谷

伤寒发热：曲差　内关　列缺　经渠　合谷

阴跷脉

考穴：照海二穴，肾经。足内踝下陷中，令人稳坐，两足底相合取之。针一寸二分。主脏腑病，与列缺主客相应。

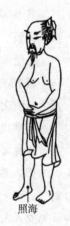

照海

阴跷脉

治病：［西江月］喉塞小便淋涩，膀胱气痛肠鸣。食黄酒积腹脐并，呕泻胃翻便紧。

难产昏迷积块，肠风下血常频。膈中快气气核侵，照海有功必定。

凡治后症，必先取照海为主，次取各穴应之。

徐氏：

小便淋涩不通：阴陵泉　三阴交　关冲　合谷

小腹冷痛，小便频数：气海　关元　肾俞　三阴交

膀胱七疝，奔豚等症：大敦　兰门　丹田　三阴交　涌泉　章门　大陵

偏坠水肾，肿大如升：大敦　曲泉　然谷　三阴交　归来　兰门　膀胱俞　肾俞横纹可灸七壮

乳疰疝气，发时冲心痛：带脉　涌泉　太溪　大敦

小便淋血不止，阴器痛：阴谷　涌泉　三阴交

遗精白浊，小便频数：关元　白环俞　太溪　三阴交

夜梦鬼交，遗精不禁：中极　膏肓　心俞　然谷　肾俞

妇人难产，子掬母心不能下，胎衣不去：巨阙　合谷　三阴交　至阴灸效

女人大便不通：申脉　阴陵泉　三阴交　太溪

妇人产后脐腹痛，恶露不已：水分　关元　膏肓　三阴交

妇人脾气、血蛊、水蛊、气蛊、石蛊：膻中　水分治水　关元　气海　三里　行间治血　公孙治气　内庭治石　支沟　三阴交

女人血分单腹气喘：下脘　膻中　气海　三里　行间

女人血气劳倦，五心烦热，肢体皆痛，头目昏沉：肾俞　百会　膏肓　曲池　合谷　绝骨

老人虚损，手足转筋，不能举动：承山　阳陵泉　临泣　太冲　尺泽　合谷

霍乱吐泻，手足转筋：京骨　三里　承山　曲池　腕骨　尺泽　阳陵泉

寒湿脚气，发热大痛：太冲　委中　三阴交

肾虚脚气红肿，大热不退：气冲　太溪　公孙　三阴交　血海　委中

干脚气，膝头并内踝及五指疼痛：膝关　昆仑　绝骨　委中　阳陵泉　三阴交

浑身胀满，浮肿生水：气海　三里　曲池　合谷　内庭　行间　三阴交

单腹蛊胀，气喘不息：膻中　气海　水分　三里　行间　三阴交

心腹胀大如盆：中脘　膻中　水分　三阴交

四肢　面目浮肿大不退：人中　合谷　三里　临泣　曲池　三阴交

妇人虚损形瘦，赤白带下：百劳　肾俞　关

元　三阴交

女人子宫久冷，不受胎孕：中极　三阴交　子宫

女人经水正行，头晕，小腹痛：阳交　内庭　合谷

室女月水不调，脐腹痛疼：肾俞　三阴交　关元

女人产难，不能分娩：合谷　三阴交　独阴

杨氏治症：

气血两蛊：行间　关元　水分　公孙　气海　临泣

五心烦热：内关　涌泉　十宣　大陵　合谷　四花

气攻胸痛：通里　大陵

心内怔忡：心俞　内关　神门

咽喉闭塞：少商　风池　照海

虚阳自脱：心俞　然谷　肾俞　中极　三阴交

上八法，先刺主症之穴，随病左右上下所在，取诸应穴，仍循扪导引，按法祛除。如病未已，必

求合穴，须要停针待气，使上下相接，快然无所苦，而后出针。或用艾灸亦可。在乎临时机变，不可专拘于针也。

八法手诀歌《聚英》

春夏先深而后浅，秋冬先浅而后深。
随处按之呼吸轻，迎而吸之寻内关。
补虚泻实公孙是，列缺次当照海深。
临泣外关和上下，后溪申脉用金针。
先深后浅行阴数，前三后二却是阴。
先浅后深阳数法，前二后三阳数定。
临泣公孙肠中病，脊头腰背申脉攻。
照海咽喉并小腹，内关行处治心疼。
后溪前上外肩背，列缺针时脉气通。
急按慢提阴气升，急提慢按阳气降。
取阳取阴皆六数，达人刺处有奇功。

卷之六

五脏六腑图 以下俱杨氏集

五脏：脏者，藏也。心藏神，肺藏魄，肝藏魂，脾藏意与智，肾藏精与志，故为五脏。

六腑：腑者，府也。胆、胃、大肠、小肠、三焦、膀胱，受五脏浊气，名传化之府，故为六腑。

五脏藏精而不泻，故满而不实。六腑输泻而不藏，故实而不满。如水谷入口，则胃实而肠虚；食下，则肠实而胃虚，故曰：实而不满。

肺重三斤三两，六叶两耳，四垂如盖，附脊第三椎，中有二十四孔，行列分布诸脏清浊之气，为五脏华盖云。

心重十二两，七孔三毛，形如未敷莲花，居肺下膈上，附脊第五椎。

心包络，在心下横膜之上，竖膜之下，与横膜相黏而黄脂幔裹者，心也，外有细筋膜如丝，与心肺相连者，包络也。

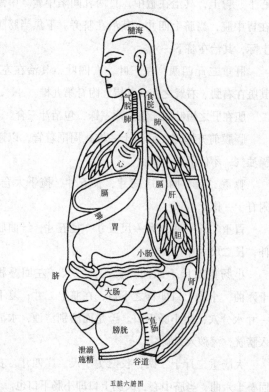

五脏六腑图

三焦者，水谷之道路，气之所终始也。上焦在心下、胃上，其治在膻中，直两乳间陷中者。中焦在胃中脘，当脐上四寸，其治在脐旁。下焦当膀胱上际，其治在脐下一寸。

肝重二斤四两，左三叶，右四叶，其治在左，其脏在右胁、右肾之前，并胃，附脊第九椎。

胆在肝之短叶间，重三两三铢，包精汁三合。

膈膜前齐鸠尾，后齐十一椎，周围着脊，以遮膈浊气，不使上熏心肺也。

脾重二斤三两，广三寸，长五寸，掩乎太仓，附脊十一椎。

胃重二斤一两，大一尺五寸，径五寸，纡曲屈伸，长二尺六寸。

小肠重二斤十四两，长三丈二尺，左回叠积十六曲，小肠上口即胃之下口，在脐上二寸；复下一寸水分穴，为小肠下口。至是而泌别清浊，水液入膀胱，滓秽入大肠。

大肠重二斤十二两，长二丈一尺，广四寸，右回叠十六曲，当脐中心，大肠上口即小肠下口也。

肾有两枚，重一斤一两，状如石卵，色黄紫，当胃下两旁，入脊膂，附脊十四椎，前与脐平。

膀胱重九两二铢，广九寸，居肾下之前，大肠之侧，膀胱上际即小肠下口，水液由是渗入焉。

脊骨二十一节，取穴之法，以平肩为大椎，即百劳穴也。

脏腑十二经穴起止歌

手肺少商中府起，大肠商阳迎香二，
足胃头维厉兑三，脾部隐白大包四，
手心极泉少冲来，小肠少泽听宫去，
膀胱睛明至阴间，肾经涌泉俞府位，
心包天池中冲随，三焦关冲耳门继，
胆家瞳子髎窍阴，厥肝大敦期门至，
十二经穴始终歌，学者铭于肺腑记。

肺脏图

《内经》曰：肺者，相傅之官，治节出焉。

肺者，气之本，魄之处也。其华在毛，其充在皮，为阴中之少阴，通于秋气。

六叶两耳

肺脏图

西方白色，入通于肺，开窍于鼻，藏精于肺，故病在背。其味辛，其类金，其畜马，其谷稻，其应四时，上为太白星，是以知病之在皮毛也。其音商，其数九，其臭腥，其液涕。

西方生燥，燥生金，金生辛，辛生肺，肺生皮毛，皮毛生肾。肺主鼻，其在天为燥，在地为金，在体为皮毛，在脏为肺，在声为哭，在变动为咳，在志为忧，忧伤肺，喜胜忧。热伤皮毛，寒胜热，辛伤皮毛，苦胜辛。

手太阴肺经

手太阴肺经穴歌《医学入门》

手太阴肺十一穴，中府云门天府诀，

侠白尺泽孔最存，列缺经渠太渊涉，

鱼际少商如韭叶左右二十二穴。

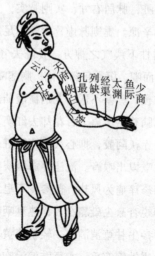

手太阴肺经

此一经起于中府，终于少商。取少商、鱼际、太渊、经渠、尺泽与井荥输经合也。

脉起中焦，下络大肠，还循胃口，上膈属肺。从肺系横出腋下，循臑内，行少阴心主之前，下肘中，循臂内上骨下廉，入寸口，上鱼，循鱼际出大指端；其支者，从腕后列缺穴，直出次指内廉出其端，交手阳明也。多气少血，寅时注此。

辛金之脏，脉居右寸，实则脉实，上热气粗兼鼻壅，泻必辛凉。虚则脉虚，少气不足息低微，补须酸热。橘甘下痰气之神方，姜陈去气嗽之圣药。七情郁结因而喘，沉香乌药参槟；胸痞喘急彻而痛，半夏瓜蒌桔梗。鼻塞不通，丸荆穗澄茄薄荷；鼻渊不止，末龙脑苍芷辛夷。百花却去红痰，二母偏除热嗽。黄连赤茯阿胶，抑心火而清肺脏；诃子杏仁通草，利久嗽以出喉音。流注疼痛因痰饮，半夏倍于朴硝；瘾疹痒痛为风热，苦参少于皂荚。哮嗽姁姁，兜铃蝉蜕杏除尖砒霜少入，热壅咽喉，鸡苏荆芥桔防风。参牛甘草消酒疸，轻粉硫黄去鼻痔。白矾甘遂白砒霜性情实重，入豆豉偏治响喘；百草霜气味虽轻，和海盐却消舌肿。甜葶苈良治肺痈，苦雄胆寒涂肠痔。琼玉膏理嗽调元，流金丹清痰降火。人参非大剂不补，少则凝滞，大则流通；黄芩非枯薄不泻，细则凉肠，枯则清金。升麻白芷，东垣曾云报使；葱白麻黄，仲景常用引经。紫苑五味能补敛，桑白防风实开通。寒热温凉，名方选辨，轻重缓急，指下详明。更参一字之秘，价值千金之重，会得其中旨，草木总皆空。

导引本经：肺为五脏之华盖，声音之所从出，皮肤赖之而润泽者也。人惟内伤七情，外感六淫，而呼吸出入不定，肺金于是乎不清矣。然欲清金，必先调息，息调则动患不生，而心火自静，一者下着安心，二者宽中体，三者想气遍毛孔出入，通用无障，而细其心，令息微微，此为真息也。盖息从心起，心静息调，息息归根，金丹之母。《心印经》曰：回风混合，百日通灵。《内经》曰：秋三月，此谓容平，天气以急，地气以明，夜卧早起，与鸡俱兴，使志安宁，以缓秋刑，收敛神气，使秋气平。无外其志，使肺气清。逆之则伤肺，若过食瓜果，宜微利一行，静息二日，以薤白粥加羊肾空心补之；如无羊肾，以猪腰代之，胜服补剂。秋当温足凉头，其时清肃之气，与体收敛也。自夏至以来，阴气渐旺，当薄衽席，以培寿基。其或夏伤于暑，至秋发为痎疟，阳上阴下，交争为寒，阳下阴上，交争为热，寒热交争，皆肺之受病。如二少阳脉微弦，即是夏食生冷，积滞留中，至秋变为痢疾。如足阳明、太阴微弦濡而紧，乃反时之脉，病恐危急。然秋脉当如毫毛，治法详后与前也。《素问》云：秋伤于湿，冬生咳嗽，纯阳归空。《秘法》云：行住坐卧常噤口，呼吸调息定音声，甘津玉液频频咽；无非润肺，使邪火下降，而清肺金也。

考正穴法

中府一名膺俞　云门下一寸六分，乳上三肋间，动脉应手陷中，去胸中行各六寸。肺之募募，犹结募也，言经气聚此，手足太阴二脉之会。针三分，留五呼，灸五壮。主腹胀，四肢肿，食不下，喘气胸满，肩背痛，呕哕，咳逆上气，肺系急，肺寒热，胸悚悚，胆热呕逆，咳唾浊涕，风汗出，皮痛面肿，少气不得卧，伤寒胸中热，飞尸遁疰，瘿瘤。

云门 巨骨下，夹气户旁二寸陷中，动脉应手，举臂取之，去胸中行各六寸。《素注》针七分。《铜人》针三分，灸五壮。主伤寒四肢热不已，咳逆，喘不得息，胸胁短气，气上冲心，胸中烦满，胁彻背痛，喉痹，肩痛臂不举，瘿气。

天府 腋下三寸，肘腕上五寸动脉中，用鼻尖点墨，到处是穴。禁灸，针四分，留七呼。主暴痹，口鼻衄血，中风邪，泣出，喜忘，飞尸恶疰，鬼语，喘息，寒热疟，目眩，远视脘脘，瘿气。

侠白 天府下，去肘五寸动脉中。针三分，灸五壮。主心痛，短气，干呕逆，烦满。

尺泽 肘中约纹上动脉中，屈肘横纹筋骨罅陷中。手太阴肺脉所入为合水，肺实泻之。针三分，留三呼，灸五壮。主肩臂痛，汗出中风，小便数，善嚏，悲哭，寒热风痹，臑肘挛，手臂不举，喉痹，上气呕吐，口干，咳嗽唾浊，疟疾，四肢腹肿，心疼臂寒，短气，肺膨胀，心烦闷，少气，劳热，喘满，腰脊强痛，小儿慢惊风。

孔最 去腕上七寸，侧取之。灸五壮，针三分。主热病汗不出，咳逆，肘臂厥痛屈伸难，手不及头，指不握，吐血，失音，咽肿头痛。

列缺 手太阴络，别走阳明。去腕侧上一寸五分，以两手交叉，食指尽处，两筋骨罅中。针二分，留三呼，泻五吸，灸七壮。主偏风口面㖞斜，手腕无力，半身不遂，掌中热，口噤不开，寒热疟，呕沫，咳嗽，善笑，纵唇口，健忘，溺血精出，阴茎痛，小便热，痫惊妄见，面目四肢痈肿，肩痹，胸背寒栗，少气不足以息，尸厥寒热，交两手而瞀。实则胸背热，汗出，四肢暴肿。虚则胸背寒栗，少气不足以息。

《素问》曰：实则手锐掌热，泻之。虚则欠㰦，则便遗数，补之。直行者谓之经，旁出者谓之络，手太阴之支，从腕后直出次指内廉出其端，是列缺为太阴别走阳明之络。人或有寸、关、尺三部脉不见，自列缺至阳溪脉见者，俗谓之反关脉。此经脉虚而络脉满，《千金翼》谓阳脉逆，反大于寸口三倍，惜叔和尚未之及，而况高阳生哉。

经渠 寸口动脉陷中。肺脉所行为经金。针入二分，留三呼，禁灸，灸伤神明。主疟寒热，胸背拘急，胸满膨，喉痹，掌中热，咳逆上气，伤寒，热病汗不出，暴痹喘促，心痛呕吐。

太渊一名太泉，避唐祖讳　掌后内侧横纹头动脉中。肺脉所注为输土，肺虚补之。《难经》曰：脉会太渊。疏曰：脉病治此。平旦寅时，气血从此始，故曰寸口者，脉之大要会，手太阴之动脉也。灸三壮，针二分，留三呼。主胸痹逆气，善哕呕，饮水咳嗽，烦闷不得眠，肺胀膨，臂内廉痛，目生白翳，眼痛赤，乍寒乍热，缺盆中引痛，掌中热，数欠，肩背痛寒，喘不得息，噫气上逆，心痛，脉涩，咳血呕血，振寒，咽干，狂言口僻，溺色变，卒遗矢无度。

鱼际 大指本节后，内侧白肉际陷中。又云：散脉中。肺脉所溜为荥火。针二分，留二呼，禁灸。主酒病，恶风寒，虚热，舌上黄，身热头痛，咳嗽哕，伤寒汗不出，痹走胸背痛不得息，目眩，心烦少气，腹痛不下食，肘挛肢满，喉中干燥，寒栗鼓颔，咳引尻痛，溺出，呕血，心痹，悲恐，乳痈。
东垣曰：胃气下溜，五脏气乱，皆在于肺者，取之
手太阴鱼际，足少阴俞。

少商 大指内侧，去爪甲角如韭叶。肺脉所出
为井木。宜以三棱针刺之，微出血，泄诸脏热凑，
不宜灸。主颔肿喉闭，烦心善哕，心下满，汗出而
寒，咳逆，痎疟振寒，腹满，唾沫，唇干引饮，食
不下膨膨，手挛指痛，掌热，寒栗鼓颔，喉中鸣，
小儿乳鹅。

唐刺史成君绰，忽颔肿大如升，喉中闭塞，水
粒不下三日。甄权以三棱针刺之，微出血，立愈。
泻脏热也。《素注》留一呼。《明堂》灸三壮。《甲乙》
灸一壮。

大肠腑图

《内经》曰：大肠者，传道之官，变化出焉。又
云：大肠为白肠。

手阳明大肠经

手阳明大肠经穴歌

手阳明穴起商阳，

二间三间合谷藏，

阳溪偏历温溜长，

下廉上廉手三里，

曲池肘髎五里近，

臂臑肩髃巨骨当，

天鼎扶突禾髎接，

鼻旁五分号迎香左右四十穴。

大肠上口即
小肠下口

大肠下接直肠
直肠下为肛门
谷道也

大肠腑图

此一经起于商阳，终于迎香，取商阳、二间、三间、合谷、阳溪、曲池，与井荥输原经合也。

其脉起于大指次指之端，循指上廉出合谷两骨之间，上入两筋之中，循臂上廉，入肘外廉，上循臑外前廉，上肩，出髃骨之前廉，上出柱骨之会上，下入缺盆，络肺，下膈，属大肠；其支者，从缺盆上颈贯颊，入下齿缝中，还出夹口，交人中，左之右，右之左，上夹鼻孔，循禾髎、迎香而终，以交于足阳明也。是经气血俱多，卯时气血注此，受手太阴之交。

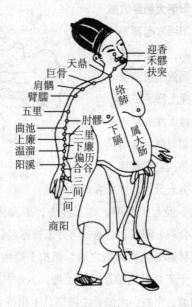

手阳明大肠经

庚金之腑，脉详右寸。实则脉实，伤热而肠满不通，辛温可泻。虚则脉虚，伤寒而肠鸣泄痛，补必酸凉。蒸黄连而解酒毒，炒厚朴而止便红。肠风妙川乌荆芥，脏毒奇卷柏黄芪。痢中六神丸，宜调则调；带下百中散，可止则止。润肠通秘，麻仁丸果有神效；行滞推坚，六磨汤岂无奇功。痔疮热痛，脑麝研入蜗牛，胆冰磨敷井水；痢疾腹疼，姜茶煎治出坡仙，梅蜜饮方书登父。肠内生痈，返魂汤而加减随宜，十宣散去增适可。尝闻食石饮水，可作充肠之馔；饵松食柏，亦成清腑之方。是以疗饥者不在珍馐，调肠者何烦异术，能穷针里阴阳，自获殊常效验。

考正穴法

商阳一名绝阳　手大指次指内侧，去爪甲角如韭叶。手阳明大肠脉所出为井金。《铜人》灸三壮，针一分，留一呼。主胸中气满，喘咳支肿，热病汗不出，耳鸣聋，寒热痎疟，口干颐颔肿，齿痛，恶寒，肩背急相引缺盆中痛，目青盲。灸三壮，左取右，右取左，如食顷立已。

二间一名间谷　食指本节前内侧陷中。手阳明大肠脉所溜为荥水，大肠实泻之。《铜人》针三分，留六呼，灸三壮。主喉痹，颔肿，肩背痛，振寒，鼻衄衄血，多惊，齿痛，目黄，口干口㖞，急食不通，伤寒水结。

三间一名少谷　食指本节后内侧陷中。手阳明大肠脉所注为输木。《铜人》针三分，留三呼，灸三壮。主喉痹，咽中如梗，下齿龋痛，嗜卧，胸腹满，肠鸣洞泄，寒热疟，唇焦口干，气喘，目眦急痛，吐舌，戾颈，喜惊多唾，急食不通，伤寒气热，身寒结水。

东垣曰：气在于臂足取之，先去血脉，后深取手阳明之荥输二间、三间。

合谷一名虎口　手大指次指歧骨间陷中。手阳明大肠脉所过为原，虚实皆拔之。《铜人》针三分，留六呼，灸三壮。主伤寒大渴，脉浮在表，发热恶寒，头痛脊强，无汗，寒热疟，鼻衄不止，热病汗不出，目视不明，生白翳，头痛，下齿龋，耳聋，喉痹，面肿，唇吻不收，喑不能言，口噤不开，偏风，风疹，痂疥，偏正头痛，腰脊内引痛，小儿单乳鹅。

按：合谷，妇人妊娠可泻不可补，补即堕胎，详见足太阴脾经三阴交下。

阳溪 一名中魁　腕中上侧两筋间陷中。手阳明大肠脉所行为经火。《铜人》针三分，留七呼，灸三壮。主狂言喜笑见鬼，热病烦心，目风赤烂有翳，厥逆头痛，胸满不得息，寒热疟疾，寒嗽呕沫，喉痹，耳鸣，耳聋，惊掣，肘臂不举，痂疥。

偏历 腕中后三寸。手阳明络脉，别走太阴。《铜人》针三分，留七呼，灸三壮。《明下》灸五壮。主肩膊肘腕酸疼，眯目䀮䀮，齿痛，鼻衄，寒热疟，癫疾，多言，咽喉干，喉痹，耳鸣，风汗不出，利小便。实则龋聋，泻之；虚则齿寒痹膈，补之。

温溜 一名逆注，一名池头　腕后大士五寸，小士六寸，《明堂》在腕后五寸、六寸间。《铜人》针三分，灸三壮。主肠鸣腹痛，伤寒哕逆噫，膈中气闭，寒热头痛，喜笑狂言见鬼，吐涎沫，风逆四肢肿，吐舌，口舌痛，喉痹。

下廉 辅骨下，去上廉一寸，辅锐肉分外。《铜人》斜针五分，留五呼，灸三壮。主飧泄，劳瘵，小腹满，小便黄，便血，狂言，偏风热风，冷痹不遂，风湿痹，小肠气不足，面无颜色，疬癖，腹痛若刀刺不可忍，腹胁痛满，狂走，夹脐痛，食不化，喘息不能行，唇干涎出，乳痈。

上廉 三里下一寸，其分独抵阳明之会外。《铜人》斜针五分，灸五壮。主小便难黄赤，肠鸣，胸痛，偏风半身不遂，骨髓冷，手足不仁，喘息，大肠气，脑风头痛。

三里一名手三里 曲池下二寸，按之肉起，锐肉之端。《铜人》灸三壮，针二分。主霍乱遗矢，失音气，齿痛，颊颔肿，瘰疬，手臂不仁，肘挛不伸，中风口僻，手足不遂。

曲池 肘外辅骨，屈肘横纹头陷中，以手拱胸取之。手阳明大肠脉所入为合土。《素注》针五分，留七呼。《铜人》针七分，得气先泻后补，灸三壮。《明堂》日灸七壮，至二百壮，且停十余日，更灸止二百壮。主绕踝风，手臂红肿，肘中痛，偏风半身不遂，恶风邪气，泣出喜忘，风瘾疹，喉痹不能言，胸中烦满，臂膊疼痛，筋缓捉物不得，挽弓不开，屈伸难，风痹，肘细无力，伤寒余热不尽，皮肤干燥，瘿疣癫疾，举体痛痒如虫啮，皮脱作疮，皮肤痂疥，妇人经脉不通。

肘髎 大骨外廉陷中。《铜人》灸三壮，针三分。主风劳嗜卧，肘节风痹，臂痛不举，屈伸挛急，麻木不仁。

五里 肘上三寸，行向里大脉中央。《铜人》灸十壮。《素问》大禁针。主风劳惊恐，吐血咳嗽，肘臂痛，嗜卧，四肢不得动，心下胀满，上气，身黄，时有微热，瘰疬，目视眈眈，疟疾。

臂臑 肘上七寸，腘肉端，肩髃下一夫，两筋两骨罅陷宛宛中，举臂取之。手阳明络，手足太阳、阳维之会。《铜人》灸三壮，针三分。《明堂》宜灸不宜针，日灸七壮，至二百壮。若针，不得过三、五分。主寒热臂痛，不得举，瘰疬，颈项拘急。

肩髃 一名中肩井，一名偏肩 膊骨头肩端上，两骨罅间陷者宛宛中，举臂取之有空。手阳明、阳跷之会。《铜人》灸七壮，至二七壮，以瘥为度。若灸偏风，灸七七壮，不宜多，恐手臂细。若风病，筋骨无力，久不瘥，灸不畏细。刺即泄肩臂热气。《明堂》针八分，留三呼，泻五吸，灸不及针。以平手取其穴，灸七壮，增至二七壮。《素注》针一寸，灸五壮。又云：针六分，留六呼。主中风手足不遂，偏风，风痪，风痿，风病，半身不遂，热风肩中热，头不可回顾，肩臂疼痛臂无力，手不能向头，挛急，风热瘾疹，颜色枯焦，劳气泄精，伤寒热不已，四肢热，诸瘿气。

唐鲁州刺史库狄嵚风痹，不能挽弓，甄权针肩髃，针进即可射。

巨骨 肩尖端上行，两叉骨罅间陷中，手阳明、阳跷之会。《铜人》灸五壮，针一寸半。《明堂》灸三壮至七壮。《素注》禁针。针则倒悬一食顷，乃得下针，针四分，泻之勿补，针出始得正卧。《明堂》灸三壮。主惊痫，破心吐血，臂膊痛，胸中有瘀血，肩臂不得屈伸。

天鼎 颈缺盆上，直扶突后一寸。《素注》针四分。《铜人》灸三壮，针三分。《明堂》灸七壮。主暴喑气哽，喉痹嗌肿，不得息，饮食不下，喉中鸣。

扶突一名水穴　气舍上一寸五分，在颈当曲颊下一寸，人迎后一寸五分，仰而取之。《铜人》灸三壮，针三分。《素注》针四分。咳嗽多唾，上气，咽引喘息，喉中如水鸡声，暴喑气哽。

禾髎一名长频　鼻孔下，夹水沟旁五分。手阳明脉气所发。《铜人》针三分，禁灸。主尸厥及口不可开，鼻疮息肉，鼻塞不闻香臭，鼽衄不止。

迎香　禾髎上一寸，鼻下孔旁五分。手足阳明之会。针三分，留三呼，禁灸。主鼻塞不闻香臭，偏风口㖞，面痒浮肿，风动叶叶，状如虫行，唇肿痛，喘息不利，鼻㖞多涕，鼽衄骨疮，鼻有息肉。

胃腑图

《内经》曰：胃者，仓廪之官，五味出焉。又曰：胃为黄肠。

五味入口藏于胃，以养五脏气。胃者，水谷之海，六腑之大原也。是以五脏六腑之气味，皆出于胃。

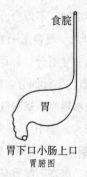

食脘

胃

胃下口小肠上口

胃腑图

足阳明胃经

足阳明胃经穴歌

四十五穴足阳明，头维下关颊车停，

承泣四白巨髎经，地仓大迎对人迎，

水突气舍连缺盆，气户库房屋翳屯，

膺窗乳中延乳根，不容承满梁门起，

关门太乙滑肉门，天枢外陵大巨存，

水道归来气冲次，髀关伏兔走阴市，

梁丘犊鼻足三里，上巨虚连条口位，

下巨虚跳上丰隆，解溪冲阳陷谷中，

内庭厉兑经穴终左右九十穴。

此一经起于头维，终于厉兑，取厉兑、内庭、陷谷、冲阳、解溪、三里，与井荥输原经合也。

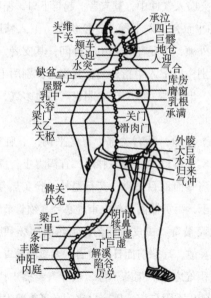

头维
下关
颊车
大迎
水突
缺盆
气户
屋翳
膺中
乳中
不容
梁门
太乙
天枢
承泣
四白
巨髎
地仓
人迎
气舍
库房
膺窗
乳根
承满
关门
滑肉门
外陵
大巨
水道
归来
气冲
髀关
伏兔
梁丘
三里
巨口
条口
丰隆
冲阳
内庭
阴市
犊鼻
上巨虚
下巨虚
解溪
陷谷
厉兑

足阳明胃经

脉起于鼻交頞中，旁约太阳之脉，下循鼻外，上入齿中，还出夹口，环唇，下交承浆，却循颐后下廉，出大迎，循颊车，上耳前，过客主人，循发际至额颅；其支别者，从大迎前下人迎，循喉咙入缺盆，下膈，属胃，络脾；其直行者，从缺盆下乳内廉，夹脐入气冲中；其支者，起胃下口，循腹里，下至气冲而合，以下髀关，抵伏兔，下入膝膑中，下循胻外廉，下足跗，入中指外间；其支者，下膝三寸而别，以下入中指外间；其支者，别跗上，入大指间，出其端，以交于太阴也。多血多气，辰时气血注此。

戊土之腑，脉右关部。胃气平调，五脏安堵。实则脉实，唇口干而腋下肿疼，宜泻胃土；虚则脉虚，腹痛鸣而面目虚浮，药行温补。验实热兮，必口内壅干，泻黄散而得效；审虚寒兮，须骨节皆痛，人参散而最奇。橘皮竹茹汤，治热渴而频频呕哕；乌药沉香散，疗寒痛而日日攒眉。人参治翻胃之良，豆蔻消积气之冷。粥药不停，藿叶人参橘皮；心脾刺痛，砂仁香附乌沉。胃冷生痰，半夏姜煎生附子；中寒停水，曲丸苍术久陈皮。芫花消症癖，丸共朱砂；黄芪治消渴，煎同甘草。硫汞结成砂子，吐逆立痉；参苓煎用枣姜，酸咽即可。霍乱转筋肢逆冷，木瓜盐炒吴茱萸；食瘕酒癖胁胸疼，蓬术荒棱同醋煮。胃虚咳逆，人参甘草倍陈皮；胃实痰喘，藿叶丁皮增半夏。补虚降火，竹茹甘草橘陈皮，或加枳术；扶弱驱寒，柿橘良姜丁半夏，参草姜苓。抑闻上部有脉，下部无脉者为食寒，点盐汤探吐宽舒；倘或三部俱急，人迎带数者号内壅，服灵丸泻利便宜。调脾助胃之药最难，热则消于肌肉，须用中和饮子；变通加减之法不易，寒则减于饮食，要施仁义丹头。如心不在焉，食而不知其味，正心为剂；口不谨兮，饮而不中其节，缄口良方。须知病后能服药，孰若病前能自防。

考正穴法

头维 额角入发际，本神旁一寸五分，神庭旁四寸五分。足阳明、少阳二脉之会。《铜人》针三分。《素注》针五分，禁灸。主头痛如破，目痛如脱，目眴，目风泪出，偏风，视物不明。

下关 客主人下，耳前动脉下廉，合口有空，开口则闭，侧卧闭口取之，足阳明、少阳之会。《素注》针三分，留六呼，灸三壮。《铜人》针四分，得气即泻，禁灸。主聤耳有脓汁出，偏风，口目㖞，牙车脱臼。牙龈肿处，张口以三棱针出脓血，多含盐汤，即不畏风。

颊车一名机关，一名曲牙　耳下八分，曲颊端近前陷中，侧卧开口有空取之。《铜人》针四分，得气即泻，日灸七壮，止七七壮，炷如麦大。《明堂》灸三壮。《素注》针三分。主中风牙关不开，口噤不语，失音，牙车疼痛，颔颊肿，牙不可嚼物，颈强不得回顾，口眼㖞。

承泣　目下七分，直瞳子陷中。足阳明、阳跷脉、任脉之会。《铜人》灸三壮，禁针，针之令人目乌色。《明堂》针四分半，不宜灸，灸后令人目下大如拳，息肉日加如桃，至三十日定不见物。《资生》云：当不灸不针。东垣曰：魏邦彦夫人目翳绿色，从下侵上者，自阳明来也。主目冷泪出，上观，瞳子痒，远视䀮䀮，昏夜无见，目瞤动与项口相引，口眼㖞斜，口不能言，面叶叶牵动，眼赤痛，耳鸣耳聋。

四白 目下一寸，直瞳子，令病人正视取之。《素注》针四分。《甲乙》《铜人》针三分，灸七壮。凡用针稳当，方可下针，刺太深，令人目乌色。主头痛，目眩，目赤痛，僻泪不明，目痒目肤翳，口眼㖞僻不能言。

巨髎 夹鼻孔旁八分，直瞳子，平水沟。手足阳明、阳跷脉之会。《铜人》针三分，得气即泻，灸七壮。《明堂》灸七七壮。主瘛疭，唇颊肿痛，口㖞僻，目障无见，青盲无见，远视䀮䀮，淫肤白膜，翳覆瞳子，面风鼻颏肿痛痛，招摇视瞻，脚气膝肿。

地仓 夹口吻旁四分，外如近下有脉微动。手足阳明、阳跷脉之会。《铜人》针三分。《明堂》针三分半，留五呼，得气即泻。日可灸二七壮，重者七七壮，炷如粗钗股脚大，艾炷若大，口转㖞，却灸承浆七七壮，即愈。主偏风口㖞，目不得闭，脚肿，失音不语，饮水不收，水浆漏落，眼𥆧动不止，瞳子痒，远视䀮䀮，昏夜无见。病左治右，病右治左，宜频针灸，以取尽风气，口眼㖞斜者，以正为度。

大迎 曲颔前一寸二分，骨陷中动脉。又以口下当两肩是穴。《素注》针三分，留七呼，灸三壮。主风痉，口噤不开，唇吻瞤动，颊肿牙疼，寒热，颈痛瘰疬，口㖞，齿龋痛，数欠气，恶寒，舌强不能言，风壅面浮肿，目痛不得闭。

人迎一名五会 颈大脉动应手，夹结喉两旁一寸五分，仰而取之，以候五脏气。足阳明、少阳之会。滑氏曰：古以夹喉两旁为气口、人迎，至晋王叔和直以左右手寸口为人迎、气口。《铜人》禁针。《明堂》针四分。《素注》刺过深杀人。主吐逆霍乱，胸中满，喘呼不得息，咽喉痈肿，瘰疬。

水突一名水门 颈大筋前，直人迎下，气舍上。《铜人》针三分，灸三壮。主咳逆上气，咽喉痈肿，呼吸短气，喘息不得卧。

气舍 颈直人迎下，夹天突陷中。《铜人》灸三壮，针三分。主咳逆上气，颈项强不得回顾，喉痹哽噎，咽肿不消，瘿瘤。

缺盆一名天盖 肩下横骨陷中。《铜人》灸三壮，针三分。《素注》针三分，留七呼，不宜太深，深则使人逆息。《素问》刺缺盆中内陷，气泄令人喘咳。主息奔，胸满，喘急，水肿，瘰疬，喉痹，汗出寒热，缺盆中肿，外溃则生，胸中热满，伤寒胸热不已。

气户 巨骨下，俞府两旁各二寸陷中，去中行各四寸，仰而取之。《铜人》针三分，灸五壮。主咳逆上气，胸背痛，咳不得息，不知味，胸胁支满，喘急。

库房 气户下一寸六分陷中，去中各四寸。《铜人》灸五壮，针三分。主胸胁满，咳逆上气，呼吸不至息，唾脓血浊沫。

屋翳 库房下一寸六分陷中，去中各四寸，仰而取之。《素注》针四分。《铜人》灸五壮，针三分。主咳逆上气，唾血多浊沫脓血，痰饮，身体肿，皮肤痛不可近衣，淫泺，瘛疭不仁。

膺窗 屋翳下一寸六分陷中，去中各四寸。《铜人》针四分，灸五壮。主胸满短气，唇肿，肠鸣注泄，乳痈寒热，卧不安。

乳中 当乳中是。《铜人》微刺三分，禁灸，灸则生蚀疮，疮中有脓血清汁可治；疮中有息肉若蚀疮者死。《素问》云：刺乳上，中乳房为肿根蚀。丹溪曰：乳房，阳明胃所经；乳头，厥阴肝所属，乳去声子之母，不知调养，忿怒所逆，郁闷所遏，厚味所酿，以致厥阴之气不行，窍不得通，汁不得出，阳明之血沸腾，热甚化脓，亦有所乳之子，膈有滞痰，口气焮热，含乳而睡，热气所吹，遂生结核。初起时，便须忍痛，揉令稍软，吮令汁透，自可消散。失此不治，必成痈疖。若加以艾火两三壮，其效尤捷，粗工便用针刀，卒惹拙病，若不得夫与舅姑忧怒郁闷，脾气消沮，肝气横逆，遂成结核如棋子，不痛不痒，十数年后为疮陷，名曰奶岩。以疮形如嵌凹，似岩穴也，不可治矣。若于始生之际，能消息病根，使心清神安，然后医治，庶有可安之理。

乳根　乳中下一寸六分陷中，去中各四寸，仰而取之。《铜人》灸五壮，针三分。《素注》针四分，灸三壮。主胸下满闷，胸痛，膈气不下食，噎病，臂痛肿，乳痛，乳痈，凄惨寒痛，不可按抑，咳逆，霍乱转筋，四厥。

不容 幽门旁相去各一寸五分，去中行各三寸。《铜人》灸五壮。《明堂》灸三壮，针五分。《素注》针八分。主腹满痃癖，吐血，肩胁痛，口干，心痛，胸背相引痛，喘咳，不嗜食，腹虚鸣，呕吐，痰癖，疝瘕。

承满 不容下一寸，去中行各三寸。《铜人》针三分，灸五壮。《明堂》三壮。主肠鸣腹胀，上气喘逆，食饮不下，肩息唾血。

梁门 承满下一寸，去中行各三寸。《铜人》针三分，灸五壮。主胁下积气，食饮不思，大肠滑泄，完谷不化。

关门 梁门下一寸，去中行各三寸。《铜人》针八分，灸五壮。主善满积气，肠鸣卒痛，泄利，不欲食，腹中气走，夹脐急痛，身肿，痰疟振寒，遗溺。

太乙 关门下一寸，去中行各三寸。《铜人》灸五壮，针八分。主癫疾狂走，心烦吐舌。

滑肉门 太乙下一寸，去中行各三寸。《铜人》

灸五壮，针八分。主癫狂，呕逆，吐舌，舌强。

天枢一名长溪，一名谷门　去肓俞一寸，夹脐中两旁各二寸陷中，乃大肠之募。《铜人》灸百壮，针五分，留七呼。《千金》云：魂魄之舍，不可针。《素注》针五分，留一呼。主奔豚，泄泻，胀疝，赤白痢，水痢不止，食不下，水肿胀，腹肠鸣，上气冲胸，不能久立，久积冷气，绕脐切痛，时上冲心，烦满呕吐，霍乱，冬月感寒泄利，疟寒热，狂言，伤寒饮水过多，腹胀气喘，妇人女子癥瘕，血结成块，漏下赤白，月事不时。

外陵　天枢下一寸，去中行各二寸。《铜人》灸五壮，针三分。主腹痛，心下如悬，下引脐痛。

大巨　外陵下一寸，去中行各二寸。《铜人》针五分，灸五壮。《素注》针八分。主小腹胀满，烦渴，小便难，癥疝，偏枯，四肢不收，惊悸不眠。

水道　大巨下三寸，去中行各二寸。《铜人》灸五壮，针三分半。《素注》针二分半。主腰背强急，膀胱有寒，三焦结热，妇人小腹胀满，痛引阴中，胞中瘕，子门寒，大小便不通。

归来　水道下二寸，去中行各二寸。《铜人》灸五壮，针五分。《素注》针八分。主小腹奔豚，卵上入腹，引茎中痛，七疝，妇人血脏积冷。

气冲一名气街　归来下一寸，去中行各二寸，动脉应手宛宛中，冲脉所起。《铜人》灸七壮，炷如大麦，禁针。《素问》刺中脉，血不出，为肿鼠仆。《明堂》针三分，留七呼，气至即泻，灸三壮。主腹满不得正卧，癫疝，大肠中热，身热腹痛，大气石水，阴痿茎痛，两丸骞痛，小腹奔豚，腹有逆气上攻心，腹胀满，上抢心，痛不得息，腰痛不得俯仰，淫泺，伤寒胃中热，妇人无子，小肠痛，月水不利，妊娠子上冲心，生难胞衣不出。

东垣曰：脾胃虚弱，感湿成痿，汗大泄，妨食，三里、气街以三棱针出血。又曰：吐血多不愈，以三棱针于气街出血，立愈。

髀关　伏兔后交纹中。《铜人》针六分，灸三壮。主腰痛，足麻木，膝寒不仁，痿痹，股内筋络急，不屈伸，小腹引喉痛。

伏兔　膝上六寸起肉，正跪坐而取之。以左右各三指按捺，上有肉起如兔之状，因以此名。《此事难知》：定痈疽死地分有九，伏兔居一。刘宗厚曰：脉络所会也。主膝冷不得温，风劳痹逆，狂邪，手挛缩，身瘾疹，腹胀少气，头重，脚气，妇人八部诸疾。《铜人》针五分，禁灸。

阴市—名阴鼎　膝上三寸，伏兔下陷中，拜而取之。《铜人》针三分，禁灸。主腰脚如冷水，膝寒，痿痹不仁，不屈伸，卒寒疝，力痿少气，小腹痛，胀满，脚气，脚以下伏兔上寒，消渴。

梁丘　膝上二寸两筋间，《铜人》灸三壮，针三分。《明堂》针五分。主膝脚腰痛，冷痹不仁，跪难屈伸，足寒，大惊，乳肿痛。

犊鼻　膝髌下，胻骨上夹解大筋陷中，形如牛鼻，故名。《素注》针六分。《铜人》针三分，灸三壮。《素问》：刺犊鼻出液为跛。主膝中痛不仁，难跪起，脚气，膝髌肿溃者不可治，不溃者可治。若犊鼻坚硬，勿便攻，先洗熨，微刺之愈。

三里　膝下三寸，胻骨外廉大筋内宛宛中，两筋肉分间，举足取之，极重按之，则跗上动脉止矣。

足阳明胃脉所入为合土。《素注》刺一寸，灸三壮。《铜人》灸三壮，针五分。《明堂》针八分，留十呼，泻七吸，日灸七壮，止百壮。《千金》灸五百壮，少亦一、二百壮。主胃中寒，心腹胀满，肠鸣，脏气虚惫，真气不足，腹痛食不下，大便不通，心闷不已，卒心痛，腹有逆气上攻，腰痛不得俯仰，小肠气，水气蛊毒，鬼击，疹癖，四肢满，膝胻酸痛，目不明，产妇血晕。

秦承祖云：诸病皆治。华佗云：主五劳羸瘦，七伤虚乏，胸中瘀血，乳痈。《千金翼》云：主腹中寒胀满，肠中雷鸣，气上冲胸，喘不能久立，腹痛，胸腹中瘀血，小腹胀皮肿，阴气不足，小腹坚，伤寒热不已，热病汗不出，喜呕口苦，壮热，身反折，口噤鼓颔，肿痛不可回顾，口僻，乳肿。喉痹不能言，胃气不足，久泄利，食不化，胁下支满，不能久立，膝痿寒热，中消谷苦饥，腹热身烦，狂言，乳痈，喜噫，恶闻食臭，狂歌妄笑，恐怒大骂，霍乱，遗尿，失气，阳厥，凄凄恶寒，头眩，小便不利，喜哕，脚气。《外台秘要》云：人年三十以上，

若不灸三里，令人气上冲目。东垣曰：饮食失节及
劳役形质，阴火乘于坤土之中，致谷气、荣气、清
气、胃气、元气不得上升，滋于六腑之阳气，是五
阳之气，先绝于外。外者天也。下流入于坤土阴火
之中，皆由喜怒悲忧恐为五贼所伤，而后胃气不行，
劳役饮食不节，继之则元气乃伤，当于三里穴中，
推而扬之，以伸元气。又曰：气在于肠胃者，取之
足太阴、阳明，不下者取之三里。又曰：气逆霍乱
者取三里，气下乃止，不下复治。又曰：胃脘当心
而痛，上支两胁，膈噎不通，饮食不下，取三里以
补之。又曰：六淫客邪及上热下寒，筋骨皮肉血脉
之病，错取于胃之合三里穴，大危。又曰：有人年
少气弱，常于三里、气海灸之，节次约五七十壮，
至年老热厥头痛，虽大寒犹喜风寒，痛愈恶暖处及
烟火，皆灸之过也。

上廉一名上巨虚　　三里下三寸，两筋骨罅中，
举足取之。《铜人》灸三壮，针三分。甄权随年为
壮。《明堂》针八分，得气即泻，灸日七壮。主脏气
不足，偏风脚气，腰腿手足不仁，脚胫酸痛屈伸难，

不能久立，风水膝肿，骨髓冷疼，大肠冷，食不化，飧泄，劳瘵，夹脐腹两胁痛，肠中切痛雷鸣，气上冲胸，喘息不能行，不能久立，伤寒胃中热。

东垣曰：脾胃虚弱，湿痿，汗泄，妨食，三里、气街出血，不愈，于上廉出血。

条口 下廉上一寸，举足取之。《铜人》针五分。《明堂》针八分，灸三壮。主足麻木，风气，足下热，不能久立，足寒膝痛，胫寒湿痹，脚痛胻肿，转筋，足缓不收。

下廉一名下巨虚 上廉下三寸，两筋骨罅中，蹲地举足取之。《铜人》针八分，灸三壮。《素注》针三分。《明堂》针六分，得气即泻。《甲乙》灸日七七壮。主小肠气不足，面无颜色，偏风腿痿，足不履地，热风冷痹不遂，风湿痹，喉痹，脚气不足，沉重，唇干，涎出不觉，不得汗出，毛发焦，肉脱，伤寒胃中热，不嗜食，泄脓血，胸胁小腹控睾而痛，时窘之后，当耳前热。若寒甚，若独肩上热甚及小指次指间热痛，暴惊狂，言语非常，女子乳痈，足跗不收，跟痛。

丰隆 外踝上八寸，下胻外廉陷中，足阳明络，别走太阴。《铜人》针三分，灸三壮。《明堂》灸七壮。主厥逆，大小便难，怠惰，腿膝酸，屈伸难，胸痛如刺，腹若刀切痛，风痰头痛，风逆四肢肿，足青身寒湿，喉痹不能言，登高而歌，弃衣而走，见鬼好笑，气逆则喉痹卒喑，实则癫狂，泻之；虚则足不收，胫枯，补之。

解溪 冲阳后一寸五分，腕上陷中，足大指次指直上，跗上陷者宛宛中。足阳明胃脉所行为经火，胃虚补之。《铜人》灸三壮，针五分，留三呼。主风，面浮肿，颜黑，厥气上冲，腹胀，大便下重，瘛惊，膝股胻肿，转筋，目眩，头痛，癫疾，烦心悲泣，霍乱，头风面赤，目赤，眉攒疼不可忍。

冲阳 足跗上五寸，去陷谷二寸，骨间动脉。足阳明胃脉所过为原，胃虚实皆拔之。《素注》针三分，留十呼。《素问》：刺足跗上动脉，血出不止死。《铜人》针五分，灸三壮。主偏风口眼㖞，跗肿，齿龋，发寒热，腹坚大，不嗜食，伤寒病振寒而欠，久狂，登高而歌，弃衣而走，足缓履不收，身前痛。

陷谷 足大指次指外间，本节后陷中，去内庭二寸。足阳明胃脉所注为输木。《铜人》针三分。《素注》针五分，留七呼，灸三壮。主面目浮肿及水病善噫，肠鸣腹痛，热病无度，汗不出，振寒疟疾。

东垣曰：气在于足，取之先去血脉，后深取足阳明之荥输：内庭、陷谷。

内庭 足大指次指外间陷中。足阳明胃脉所溜为荥水。《铜人》灸三壮，针三分，留十呼。主四肢厥逆，腹胀满，数欠，恶闻人声，振寒，咽中引痛，口㖞，上齿龋，疟不嗜食，脑皮肤痛，鼻衄不止，伤寒手足逆冷，汗不出，赤白痢。

厉兑 足大指次指之端，去爪甲角如韭叶。足阳明胃脉所出为井金，胃实泻之。《铜人》针一分，灸一壮。主尸厥，口噤气绝，状如中恶，心腹胀满，水肿，热病汗不出，寒疟，不嗜食，面肿，足胻寒，喉痹，上齿龋，恶寒鼻不利，多惊好卧，狂欲登高而歌，弃衣而走，黄疸，鼽衄，口㖞唇裂，颈肿，膝膑肿痛，循胸、乳、气膺、伏兔、胻外廉、足跗上皆痛，消谷善饥，溺黄。

脾脏图

《内经》曰：脾者，谏议之官，智周出焉。

脾者，仓廪之本，荣之居也。其华在唇四白，其充在肌，至阴之类，通于土气，孤藏以灌四旁。脾主四肢，为胃行津液。

中央黄色，入通于脾，开窍于口，藏精于脾，故病在舌本，其味甘，其类土，其畜牛，其谷稷，其应四时，上为镇星，是以知病之在肉也。其音宫，其数五，其臭香，其液涎。

中央生湿，湿生土，土生甘，甘生脾，脾生肉，肉生肺，脾主口。其在天为湿，在地为土，在体为肉，在脏为脾，在声为歌，在变动为哕，在志为思。思伤脾，怒胜思，湿伤肉，风胜湿，甘伤肉，酸胜甘。

脾

脾脏图

足太阴脾经

足太阴脾经穴歌

二十一穴脾中州，隐白在足大指头，
大都太白公孙盛，商丘三阴交可求，
漏谷地机阴陵穴，血海箕门冲门开，
府舍腹结大横排，腹哀食窦连天溪，
胸乡周荣大包随左右四十二穴。

此一经起于隐白，终于大包，取隐白、大都、太白、商丘、阴陵泉，与井荥输经合也。

脉起大指之端，循指内侧白肉际，过核骨后，上内踝前廉，上腨内，循胻骨后，交出厥阴之前，上循膝股内前廉，入腹，属脾络胃，上膈，夹咽，连舌本，散舌下；其支别者，复从胃别上膈，注心中。少血多气，巳时气血注此。

己土之脏，脉在右关，实则饮食消而肌肤滑泽，虚则身体瘦而四肢不举。脐凸肢浮生之难，口青唇黑死之易。去病安生，理宜调摄，戒满意之食，省爽口之味，因饮食劳倦之灾，修温多辛少之剂，饮食审寒热之伤，汤药兼补泻之置。气别寒热温凉，用适其宜；味辨甘补苦泻，行当熟记。如白术健脾消食，必青皮枳实；人参缓土和气，须半夏橘红。柴胡除不足之热，佐之甘草升麻；黄芪去有汗之火，辅之芍药川芎。气虚呕而人参茱萸，脾寒吐而丁香半夏。泄泻手足冷而不渴兮，附子干姜；霍乱吐泻兼而不药兮，胡椒绿豆。脾冷而食不磨兮，平胃宜加砂蔻；胃寒而饮不消兮，本方更入参苓。香附微寒，与宿砂消食化气，更妙安胎；沉香少温，共藿香助土调中，奇消水肿。破血消癥兮，三棱蓬术；祛瘀除疼兮，蒲黄五灵。茴香治霍乱转筋，共济木瓜乌药；辣桂主中焦气滞，相扶枳壳生姜。心腹疼痛兮，延胡索入胡椒；胸满咳逆兮，良姜炒同香附。肚实胀兮，大黄滑石朴牵牛木香苓泻；腹虚胀兮，参苓朴术橘辰砂曲蘖附子。大抵物滞气伤，补益兼行乎消导，橘皮枳术丸，加减随宜；食多胃壅，推陈并贵乎和中，巴豆备急丸，荡涤何伤。四君子平善，与人处也，使人道德进而功名轻，忽不知其入

于圣贤之域；二陈汤纯和，能消痰也，致令脾胃健
而中气顺，自不觉其进于仁寿之乡。抑又闻东垣悯
生民夭枉，凡治疾必先扶植脾胃，诚不刊之妙典；
王安道发前贤未发，辨内伤不足中有有余，实得传
之秘旨。万物从土而归出，补肾又不若补脾。

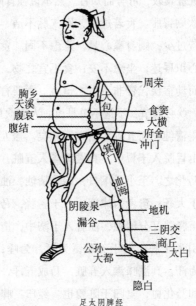

胸乡
天溪
腹哀
腹结
大包
周荣
食窦
大横
府舍
冲门
箕门
血海
阴陵泉
地机
漏谷
三阴交
商丘
公孙
太白
大都
隐白

足太阴脾经

导引本经：脾居五脏之中，寄旺四时之内，五味藏之而滋长，五神因之而彰著，四肢百骸，赖之而运动也。人惟饮食不节，劳倦过甚，则脾气受伤矣。脾胃一伤，则饮食不化，口不知味，四肢困倦，心腹痞满，为吐泄，为肠澼，此其见之《内经》诸书，盖班班具载，可考而知者。然不饥强食则脾劳，不渴强饮则胃胀。食若过饱，则气脉不通，令心塞闭；食若过少，则身羸心悬，意虑不固。食秽浊之物，则心识昏迷，坐念不安；食不宜之物，则四大违反，而动宿疾，皆非卫生之道也。举要言之，食必以时，饮必以节，不饱不饥是也。人能饮食如是，不惟脾胃清纯，而五脏六腑亦调和矣。盖人之饮食入口，由胃脘入于胃中，其滋味渗入五脏，其质入于小肠乃化之。至小肠下口，始分清浊，浊者为渣滓，入于大肠；清者为津液，入于膀胱，乃津液之府也。至膀胱又分清浊，浊者入于溺中，清者入于胆，胆引入于脾，散于五脏，为涎，为唾，为涕，为泪，为汗，其滋味渗入五脏，乃成五汗，同归于脾，脾和乃化血，复归于脏腑也。经曰：脾土旺能生万物，衰生百病。昔东坡调脾土，饮食不过一爵一肉。有召饮者，预以此告：一曰安分以养福，二曰宽胃以养气，三曰省费以养财。善卫生者养内，不善卫生者养外。养内者安恬脏腑，调顺血脉；养外者极滋味之美，穷饮食之乐，虽肌体充腴，而酷烈之气，内蚀脏腑矣。

考正穴法

隐白 足大指端内侧，去爪甲角如韭叶。脾脉所出为井木。《素注》针一分，留三呼。《铜人》针三分，灸三壮。主腹胀，喘满不得安卧，呕吐食不下，胸中热，暴泄，衄血，尸厥不识人，足寒不能温，妇人月事过时不止，小儿客忤，慢惊风。

大都 足大指本节后内侧陷中，骨缝赤白肉际。脾脉所溜为荥火，脾虚补之。《铜人》针三分，灸三壮。主热病汗不出，不得卧，身重骨疼，伤寒手足逆冷，腹满善呕，烦热闷乱，吐逆，目眩，腰痛不可俯仰，绕踝风，胃心痛，腹胀胸满，心蛔痛，小儿客忤。

太白 足大指内侧，内踝前核骨下陷中。脾脉所注为输土。《铜人》针三分，灸三壮。主身热烦满，腹胀食不化，呕吐，泄泻脓血，腰痛大便难，气逆，霍乱，腹中切痛，肠鸣，膝股胻酸，转筋，身重骨痛，胃心痛，腹胀胸满，心痛脉缓。

公孙 足大指本节后一寸，内踝前。足太阴络脉，别走阳明胃经。《铜人》针四分，灸三壮。主寒疟，不嗜食，痫气，好太息，多寒热，汗出，病至则喜呕，呕已乃衰。头面肿起，烦心狂言，多饮，胆虚，厥气上逆则霍乱，实则肠中切痛泻之，虚则鼓胀补之。

商丘 足内踝骨下微前陷中，前有中封，后有照海，其穴居中。脾脉所行为经金，脾实泻之。《铜人》灸三壮，针三分。主腹胀，肠中鸣，不便，脾虚令人不乐，身寒善太息，心悲，骨痹，气逆，痔疾，骨疽蚀，魇梦，痫瘛，寒热好呕，阴股内痛，气痈，狐疝走上下，引小腹痛，不可俯仰，脾积痞气，黄疸，舌本强痛，腹胀，寒疟，溏瘕泄水，面黄，善思善味，食不消，体重节痛，怠惰嗜卧，妇人绝子，小儿慢风。

三阴交 内踝上三寸骨下陷中。足太阴、少阴、厥阴之会。《铜人》针三分，灸三壮。主脾胃虚弱，心腹胀满，不思饮食，脾痛身重，四肢不举，腹胀肠鸣，溏泄食不化，疝癖，腹寒，膝内廉痛，小便不利，阴茎痛，足痿不能行，疝气，小便遗，胆虚，食后吐水，梦遗失精，霍乱，手足逆冷，失欠，颊车蹉开，张口不合，男子阴茎痛，元脏发动，脐下痛不可忍，小儿客忤，妇人临经行房，羸瘦，癥瘕，漏血不止，月水不止，妊娠胎动横生，产后恶露不行，去血过多，血崩晕，不省人事。如经脉塞闭不通，泻之立通。经脉虚耗不行者补之，经脉益盛则通。

按：宋太子出苑，逢妊妇，诊曰：女。徐文伯曰：一男一女。太子性急欲视，文伯泻三阴交，补合谷，胎应针而下，果如文伯之诊。后世遂以三阴交、合谷为妊妇禁针。然文伯泻三阴交，补合谷而堕胎，今独不可补三阴交，泻合谷，而安胎乎？盖三阴交，肾肝脾三脉之交会，主阴血，血当补不当泻；合谷为大肠之原，大肠为肺之腑，主气，当泻不当补。文伯泻三阴交，以补合谷，是血衰气旺也。今补三阴交，泻合谷，是血旺气衰矣。故刘元宾亦曰：血衰气旺定无妊，血旺气衰应有体。

漏谷一名太阴络　内踝上六寸，胻骨下陷中。《铜人》针三分，禁灸。主肠鸣，强欠，心悲逆气，腹胀满急，痃癖冷气，食饮不为肌肤，膝痹足不能行。

地机一名脾舍　膝下五寸，膝内侧辅骨下陷中，伸足取之。足太阴郄，别走上一寸有空。《铜人》灸三壮，针三分。主腰痛不可俯仰，溏泄，腹胁胀，水肿腹坚，不嗜食，小便不利，精不足，女子癥瘕，按之如汤沃股内至膝。

阴陵泉　膝下内侧辅骨下陷中，伸足取之，或屈膝取之。在膝横纹头下，与阳陵泉穴相对，稍高一寸。足太阴脾脉所入为合水。《铜人》针五分。主腹中寒不嗜食，胁下满，水胀腹坚，喘逆不得卧，腰痛不可俯仰，霍乱，疝瘕，遗精，尿失禁不自知，小便不利，气淋，寒热不节，阴痛，胸中热，暴泄飧泄。

血海 膝髌上内廉白肉际二寸半。《铜人》针五分，灸三壮。主气逆腹胀，女子漏下恶血，月事不调。

东垣曰：女子漏下恶血，月事不调，暴崩不止；多下水浆之物，皆由饮食不节，或劳伤形体，或素有气不足，灸太阴脾经七壮。

箕门 鱼腹上越筋间，阴股内动脉应手。一云股上起筋间。《铜人》灸三壮。主淋，小便不通，遗溺，鼠鼷肿痛。

冲门 一名上慈宫　府舍下一寸，横骨两端约中动脉，去腹中行各四寸半。《铜人》针七分，灸五壮。主腹寒气满，腹中积聚疼，癥，淫泺，阴疝，妇人难乳，妊娠子冲心，不得息。

府舍 腹结下二寸，去腹中行各四寸半，足太阴、厥阴、阴维之会。三脉上下二入腹，络脾肝，结心肺，从胁上至肩，此太阴郄，三阴、阳明之别。《铜人》灸五壮，针七分。主疝瘕，痹中急疼，循胁上下抢心，腹满积聚，厥气霍乱。

腹结 一名肠窟　大横下一寸三分，去腹中行各四寸半。《铜人》针七分，灸五壮。主咳逆，绕脐痛，腹寒泻利，上抢心，咳逆。

大横 腹哀下三寸五分，去腹中行各四寸半。足太阴、阴维之会。《铜人》针七分，灸五壮。主大风逆气，多寒善悲，四肢不可举动，多汗，洞痢。

腹哀 日月下一寸五分，去腹中行各四寸半，足太阴、阴维之会。《铜人》针三分。主寒中食不化，大便脓血，腹中痛。

食窦 天溪下一寸六分，去胸中行各六寸，举臂取之。《铜人》针四分，灸五壮。主胸胁支满，膈间雷鸣，常有水声，膈痛。

天溪 胸乡下一寸六分陷中，去胸中行各六寸，仰而取之。《铜人》针四分，灸五壮。主胸中满痛，贲膺，咳逆上气，喉中作声，妇人乳肿癀痈。

胸乡 周荣下一寸六分，去胸中行各六寸，仰而取之。《铜人》针四分，灸五壮。主胸胁支满，引胸背痛不得卧，转侧难。

周荣 中府下一寸六分，去胸中行各六寸，仰而取之。《铜人》针四分。主胸胁满不得俯仰，食不下，喜饮，咳唾秽脓，咳逆，多淫。

大包 渊液下三寸，布胸胁中，出九肋间。脾之大络，总统阴阳诸络，由脾灌溉五脏。《铜人》灸三壮，针三分。主胸胁中痛，喘气，实则身尽痛，泻之；虚则百节尽皆纵，补之。

心脏图

《内经》曰：心者，君主之官，神明出焉。

心者，生之本，神之变也。其华在面，其充在血脉，为阳中之太阳，通于夏气。

南方赤色，入通于心，开窍于舌，藏精于心，故病在五脏，其味苦，其类火，其畜羊，其谷黍，其应四时，上为荧惑星，是以知病之在脉也。其音征，其数七，其臭焦，其液汗。

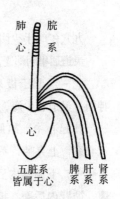

心脏图

南方生热，热生火，火生苦，苦生心，心生血，血生脾，心主舌。其在天为热，在地为火，在体为脉，在脏为心，在声为笑，在变动为忧，在志为喜。喜伤心，恐胜喜；热伤气，寒胜热；苦伤气，咸胜苦。

手少阴心经

手少阴心经穴歌

九穴午时手少阴，极泉青灵少海深，

灵道通里阴郄邃，神门少府少冲寻左右一十八穴。

此一经起于极泉，终于少冲。取少冲、少府、神门、灵道、少海，与井荥输经合也。

脉起心中，出属心系，下膈络小肠；其支者，从心系，上夹咽，系目；其直者，复从心系却上肺，出腋下，下循臑内后廉，行太阴心主之后，下肘内廉，循臂内后廉，抵掌后锐骨之端，入掌内廉，循小指之内，出其端。多气少血，午时气血注此。

丁火之脏，脉在左寸。实则热而虚则寒，静则安而动则燥。虚寒者怯怕多惊，健忘恍惚，清便自可，诊必濡细迟虚；实热者癫狂谵语，腮赤舌干，二腑涩黄，脉须数洪沉实。心盛则热见乎标，心虚则热收于内。虚则补其母，实则泻其子，虚实既知，补泻必当。味甘泻而补之以咸，气热补而泻之以冷。心阳不足，桂心代赭紫石英，补须参附；离火有余，竹叶大黄山栀子，泻用芩连。凉心者朱砂，壮心者琥珀。舌长过寸，研冰片敷之即收；血衄如泉，炒槐花掺之即止。除疮琥珀膏，犀角与辰砂；定志宁神丸，朱砂共莲草。蔓荆子凉诸经之血，草连翘泻六经之火。惊悸不安，须龙脑沙参小草；健忘失记，必茯神远志当归。多睡饮卢同之苦茶，不眠服雷公之酸枣。凉血补阴生地黄，行津止渴天花粉，文蛤末敷愈口疮，铁锈粉噙消舌肿。中风不语，烧竹沥凉之更良；感热多言，飞朱砂镇之又善。胸间痞痛，开之枳实瓜蒌；心内懊恼，治之栀子豆豉。热心痛，炒菖蒲川楝，栀子宜焦；冷心痛，须木香肉桂，玄胡可炒。心惊盗汗，飞辰砂与六黄；鼻衄流血，煮黄芩炒芍药。惊热独妙珍珠，癫狂独加铁粉。安镇灵台，琥珀丹砂和玉屑；开清神府，茯神远志共菖蒲。大哉离兮，应物无迹。倘真血之有亏，觅真铅而补实。至灵心也，操存有要。或元气之有损，求真汞而填完。用药固可言传，上达必由心悟。

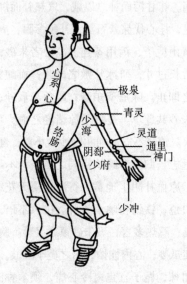

手少阴心经

导引本经：夫心乃一身之主宰，生死之路头也。

是故心生则种种欲生，而神不入气；心静则种种欲静，而神气相抱也。《内经》曰：夏月人身，阳气发外，伏阴在内，是脱精神之时，忌疏通以泄精气。夏三月，此谓蕃秀，天地气交，万物华实，夜卧早起，无厌于日，使志无怒，英华成秀，此夏气之应，养长之道也。逆之则伤心，秋为痎疟。故人常宜燕居静坐，调心息气，食热戒冷，常要两目垂帘，返光内照，降心火于丹田，使神气相抱。故太玄养初曰：藏心于渊，美厥灵根，神不外也。心牵于事，则火动于中矣。心火夏令正旺，脉本洪大，若缓是伤暑，至晚少餐饮食，睡勿挥扇，风邪易入。昔邝子元有心疾，或曰：有僧不用符药，能治心疾。元叩其僧，曰：贵恙起于烦恼，烦恼生于妄想，夫妄想之来，其几有三：或追忆数十年前荣辱恩仇，悲欢离合，及种种闲情，此是过去妄想也。或事到眼前，可以顺应，却又畏首畏尾，三番四复，犹豫不决，此是见在妄想也。或期望日后富贵皆如愿，或期望功成名遂，告老归田；或期望子孙登庸，以继书香，与夫一切不可必成，不可必得之事，此是未来妄想也。三者妄想，忽然而生，忽然而灭，禅家谓之幻心。能照见其妄，而斩断念头，禅家谓之觉心。故曰：不患念起，惟患觉迟，此心若同太虚，烦恼何处安脚？又曰：贵恙亦原于水火不交，凡溺爱冶容，而作色荒，禅家谓之外感之欲。夜深枕上思得冶容，或成宵寐之变，禅家谓之内生之欲。二者之欲，绸缪染着，消耗元精，若能离之，则肾水自然滋生，可以上交于心。至若思索文字，忘其寝食，禅家谓之理障。经纶职业，不顾劬劳，禅家谓之事障。二者虽非人欲，亦损性灵，若能遣之，则火不至上炎，可下交于肾。故曰：尘不相缘，根无所偶，返流全一，六用不行。又曰：苦海无边，回头是岸。子元如其言，乃独处一室，扫空万缘，坐静月余，心疾如失。

考正穴法

极泉 臂内腋下筋间，动脉入胸。《铜人》针三分，灸七壮。主臂肘厥寒，四肢不收，心痛干呕，烦渴，目黄，胁满痛，悲愁不乐。

青灵 肘上三寸，伸肘举臂取之。《铜人》灸七壮。《明堂》灸三壮。主目黄头痛，振寒胁痛，肩臂不举，不能带衣。

少海—名曲节　肘内廉节后，大骨外去肘端五分，屈肘向头得之。手少阴心脉所入为合水。《铜人》针三分，灸三壮。甄权云：不宜灸，针五分。《甲乙》针二分，留三呼，泻五吸，不宜灸。《素注》灸五壮。《资生》云：数说不同，要之非大急不灸。主寒热齿龋痛，目眩发狂，呕吐涎沫，项不得回顾，肘挛腋胁下痛，四肢不得举，齿寒，脑风头痛，气逆噫哕，瘰疬，心疼，手颤健忘。

灵道　掌后一寸五分，手少阴心脉所行为经金。《铜人》针三分，灸三壮。主心痛，干呕，悲恐，相引瘛疭，肘挛，暴喑不能言。

通里　掌后一寸陷中。手少阴心脉之络，别走太阳小肠经。《铜人》针三分，灸三壮。《明堂》灸七壮。主目眩头痛，热病先不乐，数日懊侬，数欠频呻悲，面热无汗，头风，暴喑不言，目痛心悸，肘臂臑痛，苦呕喉痹，少气遗溺，妇人经血过多崩中。实则支满膈肿，泻之；虚则不能言，补之。

阴郄 掌后脉中，去腕五分。《铜人》针三分，灸七壮。主鼻衄吐血，洒淅畏寒，厥逆气惊，心痛霍乱，胸中满。

神门 一名锐中，一名中都 掌后锐骨端陷中。手少阴心脉所注为输土，心实泻之。《铜人》针三分，留七呼，灸七壮。主疟心烦，甚欲得冷饮，恶寒则欲处温中。咽干不嗜食，心痛数噫，恐悸，少气不足，手臂寒，面赤喜笑，掌中热而口唱，目黄胁痛，喘逆身热，狂悲狂笑，呕血吐血，振寒上气，遗溺，失音，心性痴呆，健忘，心积伏梁，大小人五痫。

东垣曰：胃气下溜，五脏气皆乱，其为病互相出见。气在于心者，取之手少阴之输神门，同精导气以复其本位。《灵枢经》曰：少阴无腧，心不病乎？其外经病而脏不病，故独取其经于掌后锐骨之端。心者五脏六腑之大主，精神之所舍，其脏坚固，邪不能容，容邪则身死，故诸邪皆在心之包络。包络者，心主之脉也。

少府 手小指本节后骨缝陷中，直劳宫。手少阴心脉所溜为荥火。《铜人》针二分，灸七壮。《明堂》灸三壮。主烦满少气，悲恐畏人，掌中热，臂酸，肘腋挛急，胸中痛，手卷不伸，痎疟久不愈，振寒，阴挺出，阴痒阴痛，遗尿偏坠，小便不利，太息。

少冲一名经始　手小指内侧，去爪甲角如韭叶。手少阴心脉所出为井木，心虚补之。《铜人》针一分，灸三壮。《明堂》灸一壮。主热病烦满，上气，嗌干渴，目黄，臑臂内后廉痛，胸心痛，痰气，悲惊寒热，肘痛不伸。张洁古治前阴臊臭，泻肝行间，后于此穴以治其标。

小肠腑图

《内经》曰：小肠者，受盛之官，化物出焉。又云：小肠为赤肠。

胃之下口，小肠之上口也，在脐上二寸，水谷于是入焉。大肠上口，小肠之下口也。至是而泌别清浊，水液渗入膀胱，滓秽流入大肠。

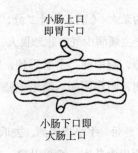

小肠上口
即胃下口

小肠下口即
大肠上口

小肠腑图

手太阳小肠经

手太阳小肠经穴歌

手太阳穴一十九，少泽前谷后溪数，

腕骨阳谷养老绳，支正小海外辅肘，

肩贞臑俞接天宗，髎外秉风曲垣首，

肩外俞连肩中俞，天窗乃与天容偶，

锐骨之端上颧髎，听宫耳前珠上走左右

三十八穴。

此一经起于少泽，终于听宫。取少泽、前谷、后溪、腕骨、阳谷、少海，与井荥输原经合也。

脉起小指之端，循手外侧上腕，出踝中直上，循臂骨下廉，出肘内侧两骨之间，上循臑外后廉，出肩解，绕肩胛，交肩上，入缺盆，络心，循咽下膈抵胃，属小肠；其支者，从缺盆贯颈上颊，至目锐眦，却入耳中；其支别者，别循颊上𫐓音拙抵鼻，至目内眦也。多血少气，未时气血注此。

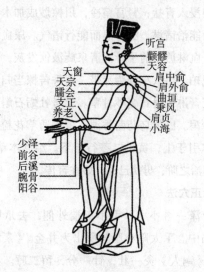

手太阳小肠经

图中标注：听宫、颧髎、天容、肩中俞、肩外俞、曲垣、秉风、肩贞、小海、天窗、天宗、臑会、支正、养老、少泽、前谷、后溪、腕骨、阳谷

丙火之腑，脉详左寸。是经之为病也，面白耳前热，苦寒，肩臂廉内外肿痛。沉诊为心，实则脉实，烦满而口舌生疮；浮取小肠，虚则脉虚，懊憹而唇青下白，颔肿不可转，清痰降火；腰折难动履，渗湿利热。倘小便数频，乌药益智丸，用酒煮山药；若精气不固，白茯猪苓和，须蜡化津液。小肠疝气，茴香姜浸入青盐；肾宫精冷，川楝炒成加木破。滑石寒而能治诸淋，沉香温而能行诸气。尿血煮苦荬菜根，血淋煎车前子叶。清泉旋汲饮发灰，薄荷时煎调琥珀。热入小肠为赤带，茴香苦楝当归；邪归大腑变膏淋，滑石金砂甘草。尝考牡蛎石斛补，续随金砂泻。巴戟乌药茴香温，黄芩通草花粉凉。羌活藁本引于上，黄柏二苓行于下。细阅本草之旨，略为理治之阶，毋执己见，妙在言传。

考正穴法

少泽一名小吉　手小指端外侧，去爪甲角下一分陷中。手太阳小肠脉所出为井金。《素注》灸三壮。《铜人》灸一壮，针一分，留二呼。主疟寒热，汗不出，喉痹舌强，口干心烦，臂痛瘛疭，咳嗽，口中涎唾，颈项急不得回顾，目生肤翳覆瞳子，头痛。

前谷　手小指外侧本节前陷中。手太阳小肠脉所溜为荥水。《铜人》针一分，留三呼，灸一壮。《明堂》灸三壮。主热病汗不出，疟疾，癫疾，耳鸣，颈项肿，喉痹，颊肿引耳后，鼻塞不利，咳嗽吐衄，臂痛不得举，妇人产后无乳。

后溪　手小指外侧本节后陷中，握拳取之。手太阳小肠脉所注为输木。小肠虚补之。《铜人》针一分，留二呼，灸一壮。主疟寒热，目赤生翳，鼻衄，耳聋，胸满，头项强不得回顾，癫疾，臂肘挛急，痂疥。

腕骨　手外侧腕前起骨下陷中。手太阳小肠脉所过为原，小肠虚实皆拔之。《铜人》针二分，留三呼，灸三壮。主热病汗不出，胁下痛不得息，颈颔肿，寒热，耳鸣，目冷泪生翳，狂惕，偏枯，肘不得屈伸，疟疾头痛，烦闷，惊风，瘛疭，五指掣，头痛。

阳谷　手外侧腕中，锐骨下陷中。手太阳小肠脉所行为经火。《素注》灸三壮，针二分，留三呼。《甲乙》留二呼。主癫疾狂走，热病汗不出，胁痛，颈颔肿，寒热，耳聋耳鸣，齿龋痛，臂外侧痛不举，吐舌，戾颈，妄言，左右顾，目眩，小儿瘈疭，舌强不嗍乳。

养老 手踝骨前上，一云腕骨后一寸陷中。手太阳郄。《铜人》针三分，灸三壮。主肩臂酸疼，肩欲折，臂如拔，手不能自上下，目视不明。

支正 腕后五寸，手太阳络脉，别走少阴。《铜人》针三分，灸三壮。《明堂》灸五壮。主风虚，惊恐悲愁，癫狂，五劳，四肢虚弱，肘臂挛难屈伸，手不握，十指尽痛，热病先腰颈酸，喜渴，强项，疣目。实则节弛肘废，泻之；虚则生疣小如指，痂疥。补之。

小海 肘内大骨外，去肘端五分陷中，屈手向头取之。手太阳小肠脉所入为合土。小肠实泻之。《素注》针二分，留七呼，灸三壮。主颈颔、肩臑、肘臂外后廉痛，寒热齿龈肿，风眩颈项痛，疡肿振寒，肘腋痛肿，小腹痛，痫发羊鸣，戾颈瘈疭狂走，颔肿不可回顾，肩似拔，臑似折，耳聋，目黄，颊肿。

肩贞 曲胛下两骨解间，肩髃后陷中。《铜人》针五分。《素注》针八分，灸三壮。主伤寒寒热，耳鸣耳聋，缺盆肩中热痛，风痹，手足麻木不举。

臑俞 夹肩髎手阳明穴后大骨下，胛上廉陷中，举臂取之。手太阳、阳维、阳跷三脉之会。《铜人》针八分，灸三壮。主臂酸无力，肩痛引胛，寒热气肿胫痛。

天宗 秉风后大骨下陷中。《铜人》灸三壮，针五分，留六呼。主肩臂酸疼，肘外后廉痛，颊颔肿。

秉风 天髎外肩上小髃后，举臂有空。手太阳、阳明、手足少阳四脉之会。《铜人》灸五壮，针五分。主肩痛不能举。

曲垣 肩中央曲胛陷中，按之应手痛。《铜人》灸三壮，针五分。《明堂》针九分。主肩痹热痛，气注肩胛，拘急痛闷。

肩外俞 肩胛上廉，去脊三寸陷中。《铜人》针六分，灸三壮。《明堂》灸一壮。主肩胛痛，周痹寒至肘。

肩中俞 肩胛内廉，去脊二寸陷中。《素注》针六分，灸三壮。《铜人》针三分，留七呼，灸十壮。主咳嗽，上气唾血，寒热，目视不明。

天窗一名窗笼 颈大筋间前曲颊下，扶突后动脉应手陷中。《铜人》灸三壮，针三分。《素注》针六分。主痔瘘，颈痛，肩痛引项不得回顾，耳聋颊肿，喉中痛，暴喑不能言，齿噤中风。

天容 耳下曲颊后。针一寸，灸三壮。主喉痹寒热，咽中如梗，瘿颈项痛，不可回顾，不能言，胸痛，胸满不得息，呕逆吐沫，齿噤，耳聋耳鸣。

颧髎 面頄骨下廉锐骨端陷中。手少阳、太阳之会。《素注》针三分。《铜人》针二分。主口㖞，面赤目黄，眼睭动不止，颊肿齿痛。

听宫一名多所闻 耳中珠子，大如赤小豆。手足少阳、手太阳三脉之会。《铜人》针三分，灸三壮。《明堂》针一分。《甲乙》针三分。主失音，癫疾，心腹满，聤耳，耳聋如物填塞无闻，耳中嘈嘈㤖㤖蝉鸣。

膀胱腑图

《内经》曰：膀胱者，州都之官，津液藏焉，气化则能出矣。又曰：膀胱为黑肠。

诸书辨膀胱不一，有云：有上口，无下口；有云：上下皆有口；或云：有小窍注泄。皆非也。惟有下窍以出溺，上皆由泌别渗入膀胱，其所以入也、出也，由于气之施也。在上之气不施，则往入大肠而为泄；在下之气不施，则急胀涩涩，苦不出而为淋。

膀胱有下口
无上口上系
小肠津溺由
小肠下焦渗入

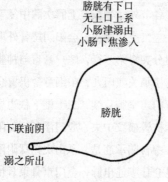

膀胱

下联前阴

溺之所出

膀胱腑图

足太阳膀胱经

足太阳膀胱经穴歌

足太阳经六十七，睛明目内红肉藏，

攒竹眉冲与曲差，五处上寸半承光，

通天络却玉枕昂，天柱后际大筋外，

大杼背部第二行，风门肺俞厥阴四，

心俞督俞膈俞强，肝胆脾胃具挨次，

三焦肾气海大肠，关元小肠到膀胱，

中膂白环仔细量，自从大杼至白环，

各各节外寸半长，上髎次髎中复下，

一空二空腰髁当，会阳阴尾骨外取。

附分夹脊第三行，魄户膏肓与神堂，

谚嘻膈关魂门九，阳纲意舍仍胃仓，

肓门志室胞肓续，二十椎下秩边场。

承扶臀横纹中央，殷门浮郄到委阳，

委中合阳承筋是，承山飞扬踝附阳，

昆仑仆参连申脉，金门京骨束骨忙，

通谷至阴小指旁一百三十四穴。

此一经起于睛明，终于至阴，取至阴、通谷、束骨、京骨、昆仑、委中，与井荥输原经合也。

脉起目内眦，上额交巅上；其支者，从巅至耳上角；其直行者，从巅入络脑，还出别下项，循肩膊内夹脊抵腰中，入循膂，络肾属膀胱；其支别者，从腰中下贯臀，入腘中；其支别者，从膊内左右别，下贯胛，夹脊内，过髀枢，循髀外后廉，下合腘中，以下贯腨内，出外踝之后，循京骨至小指外侧端。多血少气，申时气血注此。

壬水之腑，脉居左寸是。膀胱实则脉实，病胞转不得小便，苦烦满难于俯仰，药用寒凉通利窍，石膏栀子蜜同煎。虚则脉虚，肠痛引腰难屈伸，脚筋紧急耳重听，补磁石五味黄芪，配苓术石英杜仲。大腑热蒸肠内涩，木通生地黄芩；小便不利茎中疼，葶苈茯苓通草。肾大如斗，青皮荔核小茴香；胞转如塞，葵子滑石寒水石。冷热熨可利便难，屈伸导能和腰痛。风热相乘囊肿，服三白而立消；虫蚁吹着阴胕敷蝉蜕而即散。羌活藁本行于上，黄柏法制

走于下。补用橘核益智仁，泻须滑石车前子。加茴
香乌药能温，添黄柏生地清凉也。

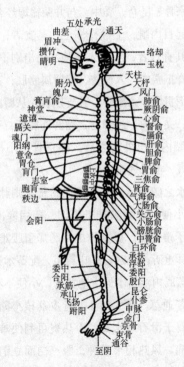

足太阳膀胱经

考正穴法

睛明一名泪孔　目内眦。《明堂》云：内眦头外一分，宛宛中。手足太阳、足阳明、阴跷、阳跷五脉之会。针一分半，留三呼。雀目者，可久留针，然后速出针。禁灸。主目远视不明，恶风泪出，憎寒头痛，目眩，内眦赤痛，䀮䀮无见，眦痒，淫肤白翳，大眦攀睛努肉侵睛，雀目，瞳子生瘴，小儿疳眼，大人气眼冷泪。

按：东垣曰：刺太阳、阳明出血，则目愈明。盖此经多血少气，故目翳与赤痛从内眦起者，刺睛明、攒竹，以宣泄太阳之热。然睛明刺一分半，攒竹刺一分三分，为适浅深之宜。今医家刺攒竹，卧针直抵睛明，不补不泻，而又久留针，非古人意也。

攒竹一名始光，一名员柱，一名光明　两眉头陷中。《素注》针三分，留六呼，灸三壮。《铜人》禁灸，针一分，留三呼，泻三吸，徐徐出针。宜以细三棱针刺之，宣泄热气，三度刺，目大明。《明堂》宜细三棱针三分，出血，灸一壮。主目䀮䀮，视物不明，泪出目眩，瞳子痒，目瞢，眼中赤痛及睑瞤动不得卧，颊痛，面痛，尸厥癫邪，神狂鬼魅，风眩，嚏。

眉冲 直眉头上神庭、曲差之间。针三分，禁灸。主五痫，头痛，鼻塞。

曲差 神庭旁一寸五分，入发际。《铜人》针二分，灸三壮。主目不明，衄衊，鼻塞，鼻疮，心烦满，汗不出，头顶痛，顶肿，身体烦热。

五处 夹上星旁一寸五分。《铜人》针三分，留七呼，灸三壮。《明堂》灸五壮。主脊强反折，瘛疭癫疾，头风热，目眩，目不明，目上戴不识人。

承光 五处后一寸五分。《铜人》针三分，禁灸。主风眩头痛，呕吐心烦，鼻塞不闻香臭，口㖞，鼻多清涕，目生白翳。

通天 承光后一寸五分。《铜人》针三分，留七呼，灸三壮。主颈项转侧难，瘿气，鼻衄，鼻疮，鼻窒，鼻多清涕，头旋，尸厥，口㖞，喘息，头重，暂起僵仆，瘿瘤。

络却 一名强阳，一名脑盖 通天后一寸五分。《素注》刺三分，留五呼。《铜人》灸三壮。主头旋耳鸣，狂走瘈疭，恍惚不乐，腹胀，青盲内障，目无所见。

玉枕 络却后一寸五分，夹脑户旁一寸三分，起肉枕骨上，入发际二寸。《铜人》灸三壮，针三分，留三呼。主目痛如脱，不能远视，内连系急，头风痛不可忍，鼻塞不闻。

天柱 夹项后发际，大筋外廉陷中。《铜人》针五分，得气即泻。《明堂》针二分，留三呼，泻五吸。灸不及针，日七壮，至百壮。《下经》灸三壮。《素注》针二分，留六呼。主足不任身体，肩背痛欲折，目瞑视，头旋脑痛，头风，鼻不知香臭，脑重如脱，项如拔，项强不可回顾。

大杼 项后第一椎下，两旁相去脊各一寸五分陷中，正坐取之。督脉别络，手足太阳、少阳之会。《难经》曰：骨会大杼。疏曰：骨病治此。袁氏曰：肩能负重，以骨会大杼也。《铜人》针五分，灸七壮。《明堂》禁灸。《下经》《素注》针三分，留七呼，灸七壮。《资生》云：非大急不灸。主膝痛不可屈伸，伤寒汗不出，腰脊痛，胸中郁郁，热甚不已，头风振寒，项强不可俯仰，痃疟，头旋，劳气咳嗽，身热目眩，腹痛，僵仆不能久立，烦满里急，身不安，筋挛癫疾，身蜷急大。

东垣曰：五脏气乱在于头，取之天柱、大杼，不补不泻，以导气而已。

风门一名热府　二椎下两旁相去脊各一寸五分，正坐取之。《铜人》针五分。《素注》针三分，留七呼。《明堂》灸五壮。若频刺，泄诸阳热气，背永不发痈疽，灸五壮。主发背痈疽，身热，上气喘气，咳逆胸背痛，风劳呕吐，多嚏，鼻鼽出清涕，伤寒头项强，目瞑，胸中热，卧不安。

肺俞　第三椎下两旁相去脊各一寸五分。《千金》对乳引绳度之。甄权以搭手，左取右，右取左，当中指末是，正坐取之。《甲乙》针三分，留七呼，得气即泻。甄权灸百壮。《明下》灸三壮。《素问》刺中肺三日死，其动为咳。主瘿气，黄疸，劳瘵，口舌干，劳热上气，腰脊强痛，寒热喘满，虚烦，传尸骨蒸，肺痿咳嗽，肉痛皮痒，呕吐，支满不嗜食，狂走欲自杀，背偻，肺中风，偃卧，胸满短气，督闷汗出，百毒病，食后吐水，小儿龟背。

仲景曰：太阳与少阳并病，头项强痛或眩冒，时如结胸，心下痞硬者，当刺太阳肺俞、肝俞。

厥阴俞—名厥俞　四椎下两旁相去脊各一寸五分，正坐取之。《铜人》针三分，灸七壮。主咳逆牙痛，心痛，胸满呕吐，留结烦闷。

或曰：脏腑皆有俞在背，独心包络无俞，何也? 曰：厥阴俞即心包络俞也。

心俞　五椎下两旁相去脊各一寸五分，正坐取之。《铜人》针三分，留七呼，得气即泻，不可灸。《明堂》灸三壮。《资生》云：刺中心一日死，其动为噫，岂可妄针。《千金》言：中风心急，灸心俞百壮，当权其缓急可也。主偏风半身不遂，心气乱恍惚，心中风，偃卧不得倾侧，汗出唇赤，狂走发痫，语悲泣，心胸闷乱，咳吐血，黄疸，鼻衄，目瞤目昏，呕吐不下食，健忘，小儿心气不足，数岁不语。

督俞　六椎下两旁相去脊各一寸五分，正坐取之。灸三壮。主寒热心痛，腹痛，雷鸣气逆。

膈俞　七椎下两旁相去脊各一寸五分，正坐取之。《难经》曰：血会膈俞。疏曰：血病治此。盖上则心俞，心生血，下则肝俞，肝藏血，故膈俞为血会。又足太阳多血，血乃水之象也。《铜人》针三分，留七呼，灸三壮。《素问》刺中膈，皆为伤中，其病难愈，不过一岁必死。主心痛，周痹，吐食翻胃，骨蒸，四肢怠惰，嗜卧，痃癖，咳逆，呕吐，膈胃寒痰，食饮不下，热病汗不出，身重常温，不能食，食则心痛，身痛肿胀，胁腹满，自汗盗汗。

肝俞 九椎下两旁相去脊各一寸五分，正坐取之。经曰：东风伤于春，病在肝。《铜人》针三分，留六呼，灸三壮。《明堂》灸七壮。《素问》刺中肝五日死，其动为欠。主多怒，黄疸，鼻酸，热病后目暗泪出，目眩，气短咳血，目上视，咳逆，口干，寒疝，筋寒热，胫筋急相引，转筋入腹将死。

《千金》云：咳引两胁急痛不得息，转侧难，撅肋下与脊相引而反折，目戴上，目眩循眉头，惊狂，衄血，起则目臆臆，生白翳，咳引胸中痛，寒疝小腹痛，唾血短气，热病瘥后，食五辛目暗，肝中风，踞坐不得低头，绕两目连额上色微青，积聚痞痛。

胆俞 十椎下两旁相去脊各一寸五分，正坐取之。《铜人》针五分，留七呼，灸三壮。《明堂》针三分。《下经》灸五壮。《素问》刺中胆一日半死，其动为呕。主头痛，振寒汗不出，腋下肿胀，口苦舌干，咽痛干呕吐，骨蒸劳热食不下，目黄。

按：《资生经》所载，崔知悌平取四花穴，上二穴是膈俞，下二穴是胆俞，四穴主血，故取此以治劳瘵。后世误以四花为斜取，非也。

脾俞 十一椎下两旁相去脊各一寸五分，正坐取之。《铜人》针三分，留七呼，灸三壮。《明堂》灸五壮。《素问》刺中脾十日死，其动为吞。主腹胀，引胸背痛，多食身瘦，痃癖积聚，胁下满泄利，痎疟寒热，水肿气胀引脊痛，黄疸，善欠，不嗜食。

胃俞 十二椎下两旁相去脊各一寸五分，正坐取之。《铜人》针三分，留七呼，灸随年为壮。《明堂》灸三壮。《下经》灸七壮。主霍乱，胃寒，腹胀而鸣，翻胃呕吐，不嗜食，多食羸瘦，目不明，腹痛，胸胁支满，脊痛筋挛，小儿羸瘦，不生肌肤。

东垣曰：中湿者，治在胃俞。

三焦俞 十三椎下两旁相去脊各一寸五分，正坐取之。《铜人》针五分，留七呼，灸三壮。《明堂》针三分，灸五壮。主脏腑积聚，胀满羸瘦，不能饮食，伤寒头痛，饮食吐逆，肩背急，腰脊强不得俯仰，水谷不化，泄注下利，腹胀肠鸣，目眩头痛。

肾俞 十四椎下两旁相去脊各一寸五分，前与脐平，正坐取之。《铜人》针三分，留七呼，灸以年为壮。《明堂》灸三壮。《素问》刺中肾六日死，其动为嚏。主虚劳羸瘦，耳聋肾虚，水脏久冷，心腹䐜满胀急，两胁满引小腹急痛，胀热，小便淋，目视𥉉𥉉，少气，溺血，小便浊，出精梦泄，肾中风，踞坐而腰痛，消渴，五劳七伤，虚惫，脚膝拘急，腰寒如冰，头重身热，振栗，食多羸瘦，面黄黑，肠鸣，膝中四肢淫泺，洞泄食不化，身肿如水，女人积冷气成劳，乘经交接，羸瘦，寒热往来。

气海俞 十五椎下两旁相去脊各一寸五分。主腰痛，痔漏。针三分，灸五壮。

大肠俞 十六椎下两旁相去脊各一寸五分，伏而取之。《铜人》针三分，留六呼，灸三壮。主脊强不得俯仰，腰痛，腹中气胀，绕脐切痛，多食身瘦，肠鸣，大小便不利，洞泄食不化，小腹绞痛。

东垣云：中燥治在大肠俞。

关元俞 十七椎下两旁相去脊各一寸五分，伏而取之。主风劳腰痛，泄痢，虚胀，小便难，妇人瘕聚诸疾。

小肠俞 十八椎下两旁相去脊各一寸五分，伏而取之。《铜人》针三分，留六呼，灸三壮。主膀胱、三焦津液少，大小肠寒热，小便赤不利，淋沥遗溺，小腹胀满，疝痛，泄利脓血，五色赤痢下重，肿痛，脚肿，五痔，头痛，虚乏消渴，口干不可忍，妇人带下。

膀胱俞 十九椎下两旁相去脊各一寸五分，伏而取之。《铜人》针三分，留六呼，灸三壮。《明堂》灸七壮。主风劳脊急强，小便赤黄，遗溺，阴生疮，少气，胫寒拘急，不得屈伸，腹满，大便难，泄利腹痛，脚膝无力，女子瘕聚。

中膂俞一名脊内俞 二十椎下两旁相去脊各一寸五分，夹脊肿起肉，伏而取之。《铜人》针三分，留十呼，灸三壮。《明堂》云：腰痛夹脊里痛，上下按之应者，从项至此穴痛，皆宜灸。主肾虚消渴，腰脊强不得俯仰，肠冷赤白痢，疝痛，汗不出，腹胀胁痛。

白环俞 二十一椎下两旁相去脊各一寸五分，伏而取之。一云：挺伏地，端身，两手相重支额，纵息令皮肤俱缓，乃取其穴。《素注》针五分，得气则先泻，泻讫多补之，不宜灸。《明堂》云灸三壮。主手足不仁，腰脊痛，疝痛，大小便不利，腰髋疼，脚膝不遂，温疟，腰脊冷疼，不得久卧，劳损虚风，腰背不便，筋挛痹缩，虚热闭塞。

上髎 第一空腰髁下一寸，夹脊陷中。足太阳、少阳之络。《铜人》针三分，灸七壮。主大小便不利，呕逆，膝冷痛，鼻衄，寒热疟，阴挺出，妇人白沥，绝嗣。

大理赵卿患偏风，不能起跪，甄权针上髎、环跳、阳陵泉、巨虚下廉，即能起跪。

八髎总治腰痛。

次髎 第二空夹脊陷中。《铜人》针三分，灸七壮。主小便赤淋，腰痛不得转摇，急引阴器痛不可忍，腰已下至足不仁，背膝寒，小便赤，心下坚胀，疝气下坠，足清气痛，肠鸣注泻，偏风，妇人赤白带下。

中髎 三空夹脊陷中。足厥阴、少阳所结之会。《铜人》针二分，留十呼，灸三壮。主大小便不利，腹胀下利，五劳七伤六极，大便难，小便淋沥，飧泄，妇人绝子带下，月事不调。

下髎 四空夹脊陷中。《铜人》针二分，留十呼，灸三壮。主大小便不利，肠鸣注泻，寒湿内伤，大便下血，腰不得转，痛引卵，女子下苍汁不禁，中痛引小腹急痛。

会阳 一名利机　阴尾尻骨两旁。《铜人》针八分，灸五壮。主腹寒，热气冷气，泄泻，肠澼下血，阳气虚乏，阴汗湿，久痔。

附分 二椎下，附项内廉，两旁相去脊各三寸，正坐取之。手足太阳之会。《铜人》针三分。《素注》刺八分，灸五壮。主肘不仁，肩背拘急，风冷客于腠理，颈痛不得回顾。

魄户 直附分下，三椎下两旁相去脊各三寸，正坐取之。《铜人》针五分，得气即泻，又宜久留针，日灸七壮，至百壮。《素注》五壮。主背膊痛，虚劳肺痿，三尸走疰，项强急不得回顾，喘息咳逆，呕吐烦满。

膏肓俞 四椎下一分，五椎上二分，两旁相去脊各三寸，四肋三间，正坐屈脊，伸两手，以臂着膝前，令端直，手大指与膝头齐，以物支肘，毋令摇动取之。《铜人》灸百壮，多至五百壮，当觉拳拳然似水流之状，亦当有所下，若无停痰宿饮，则无所下也。如病人已困，不能正坐，当令侧卧，挽上臂，令取穴灸之。又当灸脐下气海、丹田、关元、中极，四穴中取一穴，又灸足三里，以引火气实下。主无所不疗。羸瘦，虚损，传尸骨蒸，梦中失精，上气咳逆，发狂，健忘，痰病。

《左传》：成公十年，晋侯疾病，求医于秦，秦使医缓秦医名缓正常，未至。公梦疾为二竖子曰：彼良医也，惧伤我，焉逃之？其一曰：居肓之上，膏之下，若我何？医至曰：疾不可为也，在肓之上，膏之下，攻之不可，达之不及，药不至焉，不可为也。公曰：良医也。厚为之礼而归之。

孙思邈曰：特人拙，不能得此穴，所以宿疴难遣，若能用心方便，求得灸之，疾无不愈矣。

按：此二穴，世皆以为起死回生之妙穴。殊不知病有浅深，而医有难易，浅者针灸，可保十全，深者亦未易为力。扁鹊云：病有六不治。经云：色脉不顺而莫针也。肓，膈也；心下为膏。又曰：凝者为脂，释者为膏。又曰：膏，连心脂膏也。人年二旬后，方可灸此二穴，仍灸三里二穴，引火气下行，以固其本。若未出幼而灸之，恐火气盛，上焦作热。每见医家不分老少，又多不针泻三里，以致虚火上炎，是不经口授而妄作也。岂能瘳其疾哉！患者灸此，必针三里或气海，更清心绝欲，参阅前后各经调摄，何患乎疾之不瘳也！

神堂 五椎下两旁相去脊各三寸陷中，正坐取之。《铜人》针三分，灸五壮。《明堂》灸三壮。《素注》针五分。主腰背脊强急不可俯仰，洒淅寒热，胸满气逆上攻，时噎。

谚语 肩膊内廉，夹六椎下两旁相去脊各三寸，正坐取之。以手重按，病人言"谚语"，谚语应手。《素注》针七分。《铜人》针六分，留三呼，泻五吸。灸二七壮，止百壮。《明堂》灸五壮。主大风汗不出，劳损不得卧，温疟寒疟，背闷气满，腹胀气眩，胸中痛引腰背，腋拘胁痛，目眩，目痛，鼻衄，喘逆，臂膊内廉痛，不得俯仰，小儿食时头痛，五心热。

膈关 七椎下两旁相去脊各三寸陷中，正坐开肩取之。《铜人》针五分，灸三壮。主背痛恶寒，脊强俯仰难，食饮不下，呕哕多涎唾，胸中噎闷，大便不节，小便黄。

魂门 九椎下两旁相去脊各三寸陷中，正坐取之。《铜人》针五分，灸三壮。主尸厥走疰，胸背连心痛，食饮不下，腹中雷鸣，大便不节，小便赤黄。

阳纲 十椎下两旁相去脊各三寸，正坐阔肩取之。《铜人》针五分，灸三壮。《下经》灸七壮。主肠鸣腹痛，饮食不下，小便赤涩，腹胀身热，大便不节，泄痢赤黄，不嗜食，怠惰。

意舍 十一椎下两旁相去脊各三寸，正坐取之。《铜人》针五分，灸五十壮，至百壮。《明堂》灸五十壮。《下经》灸七壮。《素注》灸二壮。《甲乙》灸三壮，针五分。主腹满虚胀，大便滑泄，小便赤黄，背痛，恶风寒，食饮不下，呕吐消渴，身热目黄。

胃仓 十二椎下两旁相去脊各三寸，正坐取之。《铜人》针五分，灸五十壮。《甲乙》灸三壮。主腹满虚胀，水肿，食饮不下，恶寒，背脊痛不得俯仰。

肓门 十三椎下两旁相去脊各三寸陷中，正坐取之。《铜人》灸三十壮，针五分。主心下痛，大便坚，妇人乳疾。

志室 十四椎下两旁相去脊各三寸陷中，正坐取之。《铜人》针九分，灸三壮。《明堂》灸七壮。主阴肿，阴痛，背痛，腰脊强直，俯仰不得，饮食不消，腹强直，梦遗失精，淋沥，吐逆，两胁急痛，霍乱。

胞肓 十九椎下两旁相去脊各三寸陷中，伏而取之。《铜人》针五分，灸五七壮。《明堂》灸三七壮。《甲乙》灸三壮。主腰脊急痛，食不消，腹坚急，肠鸣，淋沥，不得大小便，癃闭下肿。

秩边 二十椎下两旁相去脊各三寸陷中，伏取之。《铜人》针五分。《明堂》灸三壮，针三分。主五痔发肿，小便赤，腰痛。

承扶一名肉郄，一名阴关，一名皮部 尻臀下阴股上纹中。又曰：尻臀下陷纹中。《铜人》针七分，灸三壮。主腰脊相引如解，久痔尻臀肿，大便难，阴胞有寒，小便不利。

殷门 浮郄下三寸。《铜人》针七分。主腰脊不可俯仰，举重，恶血，泄注，外股肿。

浮郄 委阳上一寸，展膝得之。《铜人》针五分，灸三壮。主霍乱转筋，小肠热，大肠结，胫外筋急，髀枢不仁，小便热，大便坚。

委阳 承扶下六寸，穴在足太阳之前、少阳之后，出于腘中外廉两筋间，三焦下辅俞，足太阳之别络。《素注》针七分，留五呼，灸三壮。主腋下肿痛，胸满膨膨，筋急身热，飞尸遁疰，痿厥不仁，小便淋沥。

委中一名血郄　腘中央约纹动脉陷中。令人面挺伏地，卧取之。足太阳膀胱脉所入为合土。《素注》针五分，留七呼。《铜人》针八分，留三呼，泻七吸。《甲乙》针五分，禁灸。《素问》刺委中大脉，令人仆脱色。主膝痛及拇指，腰夹脊沉沉然，遗溺，腰重不能举，小腹坚满，体风痹，髀枢痛，可出血，痼疹皆愈。伤寒四肢热，热病汗不出，取其经血立愈。

委中者，血郄也。大风发眉堕落，刺之出血。

合阳　约纹下三寸。《铜人》针六分，灸五壮。主腰脊强引腹痛，阴股热，腨酸肿，步履难，寒疝阴偏痛，女子崩中带下。

承筋一名腨肠，一名直肠　腨肠中央陷中，胫后从脚跟上七寸。《铜人》灸三壮，禁针。主腰背拘急，大便秘，腋肿，痔疮，胫痹不仁，腨酸，脚急跟痛，腰痛，鼻衄衄，霍乱转筋。

承山一名鱼腹，一名肉柱，一名肠山　锐腨肠下分肉间陷中，一云腿肚下分肉间。《针经》云：取穴须用两手高托，按壁上，两足指离地，用足大指尖竖起，上看足锐腨肠下分肉间。《铜人》灸五壮，

针七分。《明堂》针八分，得气即泻，速出针，灸不
及针，止六七壮。《下经》灸五壮。主大便不通，转
筋，痔肿，战栗不能立，脚气膝肿，胫酸脚跟痛，
筋急痛，霍乱，急食不通，伤寒水结。

飞扬　一名厥阳　外踝骨上七寸。足太阳络脉，
别走少阴。《铜人》针三分，灸三壮。《明堂》灸五
壮。主痔肿痛，体重起坐不能，步履不收，脚腨酸
肿，战栗不能久立久坐，足指不能屈伸，目眩痛，
历节风，逆气，癫疾，寒疟。实则鼽窒，头背痛，
泻之；虚则鼽衄，补之。

附阳　外踝上三寸，太阳前，少阳后，筋骨之
间。阳跷脉郄。《铜人》针五分，灸三壮，留七呼。
《素注》针六分，留七呼，灸三壮。《明堂》灸五壮。
主霍乱转筋，腰痛不能久立，坐不能起，髀枢股䯒
痛，痿厥，风痹不仁，头重颇痛，时有寒热，四肢
不举。

昆仑　足外踝后五分跟骨上陷中，细脉动应手。
足太阳膀胱脉所行为经火。《素注》针五分，留十
呼。《铜人》针三分，灸三壮。妊妇刺之落胎。主腰

尻脚气，足腨肿不得履地，骱胆，腘如结，踝如裂，头痛，肩背拘急，咳喘满，腰脊内引痛，伛偻，阴肿痛，目眩痛如脱，疟多汗，心与背相接，妇人孕难，胞衣不出，小儿发痫瘈疭。

仆参一名安邪　足跟骨下陷中，拱足取之。阳跷之本。《铜人》针三分，灸七壮。《明堂》灸三壮。主足痿，失履不收，足跟痛不得履地，霍乱转筋，吐逆，尸厥癫痫，狂言见鬼，脚气膝肿。

申脉即阳跷　外踝下五分陷中，容爪甲白肉际，前后有筋，上有踝骨，下有软骨，其穴居中。阳跷脉所生。《铜人》针三分，留七呼，灸三壮。主风眩，腰脚痛，骱酸不能久立，如在舟中，劳极，冷气逆气，腰髋冷痹，脚膝屈伸难，妇人血气痛。

洁古曰：痫病昼发，灸阳跷。

金门一名梁关　外踝下少后，丘墟后，申脉前，足太阳郄，阳维别属。《铜人》针一分，灸三壮。主霍乱转筋，尸厥癫痫，暴疝，膝骱酸，身战不能久立，小儿张口摇头，身反折。炷如小麦大。

京骨　足外侧大骨下，赤白肉际陷中，按而得之。小指本节后大骨名京骨，其穴在骨下。足太阳脉所过为原，膀胱虚实皆拔之。《铜人》针三分，留七呼，灸七壮。《明堂》五壮。《素注》三壮。主头痛如破，腰痛不可屈伸，身后侧痛。目内眦赤烂，白翳夹内眦起，目反白，目眩，发疟寒热，喜惊，不欲食，筋挛，足腨、髀枢痛，颈项强，腰背不可俯仰，伛偻，鼻衄不止，心痛，目眩。

束骨 足小指外侧本节后，赤白肉际陷中。足太阳脉所注为输木。膀胱实泻之。《铜人》灸三壮，针三分，留三呼。主腰脊痛如折，髀不可曲，腘如结，腨如裂，耳聋，恶风寒，头囟项痛，目眩身热，目黄泪出，肌肉动，项强不可回顾，目内眦赤烂，肠澼，泄，痔，疟，癫狂，发背，痈疽，背生疔疮。

通谷 足小指外侧本节前陷中。足太阳脉所溜为荥水。《铜人》针二分，留五呼，灸三壮。主头重目眩，善惊，引衄衊，项痛，目眬眬，留饮胸满，食不化，失欠。

东垣曰：胃气下溜，五脏气乱在于头，取天柱、大杼；不足，深取通谷、束骨。

至阴 足小指外侧，去爪甲角如韭叶，足太阳脉所出为井金，膀胱虚补之。《铜人》针二分，灸三壮。《素注》针一分，留五呼。主目生翳，鼻塞头重，风寒从足小指起，脉痹上下，带胸胁痛无常处，转筋，寒疟，汗不出，烦心，足下热，小便不利，失精，目痛，大眦痛。

《根结篇》云：太阳跟于至阴，结于命门；命门者，目也。

肾脏图

《内经》曰：肾者，作强之官，伎巧出焉。

肾者，主蛰，封藏之本，精之处也。其华在发，其充在骨，为阴中之太阴，通于冬气。

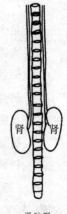

北方黑色，入通于肾，开窍于耳，藏精于肾。故病在溪，其味咸，其类水，其畜彘，其谷豆，其应四时，上为

肾脏图

辰星，是以知病之在骨也。其音羽，其数六，其臭腐，其液唾。

北方生寒，寒生水，水生咸，咸生肾，肾生骨髓，髓生肝，肾主耳，其在天为寒，在地为水，在体为骨，在脏为肾，在声为呻，在变动为栗，在志为恐。恐伤肾，思胜恐。寒伤血，燥胜寒。咸伤血，甘胜咸。

足少阴肾经

足少阴肾经穴歌

足少阴穴二十七，涌泉然谷太溪溢，
大钟水泉通照海，复溜交信筑宾实，
阴谷膝内跗骨后，以上从足走至膝。
横骨大赫联气穴，四满中注肓俞脐，
商曲石关阴都密，通谷幽门寸半辟。
折量腹上分十一，步廊神封膺灵墟，
神藏或中俞府毕左右五十四穴。

此一经起于涌泉，终于俞府。取涌泉、然谷、太溪、复溜、阴谷，与井荥输经合也。

脉起小指之下，斜趋足心，出然谷之下，循内踝之后，别入跟中，上腨内，出腘内廉，上股内后廉，贯脊属肾，络膀胱；其直行者，从肾上贯肝膈，入肺中，循喉咙夹舌本；其支者，从肺出络心，注胸中。多气少血，酉时气血注此。

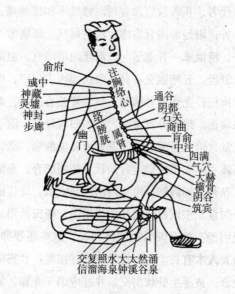

足少阴肾经

　　癸水之脏，脉居左尺，一脏而二形，左名肾，男子以藏精；右名命门，女子以系胞。元气之根，精神之舍。受病同归于膀胱，诊候两分于水火。实则脉实，小腹胀满而腰背急强，便黄舌燥者，泻肾汤可以广推；虚则脉虚，气寒阳痿而言音浑浊，胫弱脉代者，苁蓉散宜加寻讨。肾气不和腰胁痛，散号异香；阳经郁滞背肩疼，汤名通气。腰痛散八角茴香，精泄末一升韭子。气滞腰间堪顺气，血凝臂痛可舒经。五味能交心肾，须茯神远志川归，山药苁蓉枸杞；龙骨安养精神，与益智茴香故纸，鹿茸牛膝黄芪。地黄补肾益阴，加当归而补髓；附子驱寒祛湿，倍人参而壮阳。龙骨治骨虚酸痛，猪肾济肾弱腰亏。大抵咸能走肾，秋石须明配合；寒能败命，春茗要别陈新。渗淡泻水之剂宜慎，烧炼助火之丹勿食。东垣曾谓肉桂独活报使，钱氏独用地黄枸杞引经。抑又闻竹破须将竹补，胞鸡还要卵为。谁知人人本有长生药，自是迷徒枉摆抛；甘露降时天地合，黄芽生处坎离交。井蛙应谓无龙窟，篱鷃争知有凤巢。丹熟自然金满屋，何须寻草学烧茅。

导引本经：人禀天地之气以有生，而太极之精寓焉，比吾之所固有，而充塞乎两间者也。人惟志以情诱，念以物牵，以有限之天真，纵无穷之逸欲，消耗日甚，中无所主，则群邪乘之，而百病作。是洞开四门以纳盗，几何不至于败哉！然自古圣人率多令考，岂其浑蒙沕穆，得于天者独厚，嘘吸偃仰，成于人者有异术耶？亦以志宁道一，神爽不漓，俾吾固有之真，常为一身之主，则荣卫周流，邪无自入。彼风寒暑湿，譬之坚城，外盗虽踵至叠窥，其何以得其隙而肆之虐哉？呜医者家，辨症循方，按脉施剂，倏忽收功，固所不废。然盗至而遏之，孰若无盗之可遏也；病至而疗之，孰若无病之可疗也。与其求金石之饵，而常患其不足，孰若求吾身之精，而恒自有余也。故黄帝、岐伯问答曰，百体从令，惟于保太和而泰天君得之。盖此意也。先贤云：天地之大宝珠玉，人身之大宝精神。《内经》曰：男女人之大欲存焉。诚能以理制欲，以义驭情，虽美色在前，不过悦目畅志而已，奚可恣情丧精，所谓油尽灯灭，髓竭人亡；添油灯壮，补髓人强也。又曰：

冬月天地闭，血气藏，伏阳在内，心膈多热，切忌发汗，以泄阳气，此谓之闭藏。水冰地坼，无扰乎阳，早卧晏起，必待日光，使志若伏若匿，若有私意，若已有得，去寒就温，勿泄皮肤，使气亟夺，此冬气之应，养藏之道也。逆之则伤肾，春为痿厥。人宜服固本益肾酒，以迎阳气耳，不可过暖致伤目，而亦不可大醉冒寒。如冬伤于寒，春必病温，故先旺于是月闭关，俾寒热适中可也。尝闻之曰：湛然诚一守精玄，得象忘言辨道看，好把牝门凭理顾，子前午后用神占。是则以元精炼交感之精，三物混合，与道合真，自然元精固，而交感之精不漏，卫生之法，先此而已。前贤所谓精全不思欲，气全不思食，神全不思睡，斯言尽矣。

考正穴法

涌泉—名地冲　足心陷中，屈足卷指宛宛中白肉际，跪取之。足少阴肾脉所出为井木，实则泻之。《铜人》针五分，无令出血，灸三壮。《明堂》灸不及针。《素注》针三分，留三呼。主尸厥，面黑如炭色，咳吐有血，渴而喘，坐欲起，目𥊪𥊪无所见，善恐，惕惕如人将捕之，舌干咽肿，上气嗌干，烦心，心痛，黄疸，肠澼，股内后廉痛，痿厥，嗜卧，善悲欠，小腹急痛，泄而下重，足胫寒而逆，腰痛，大便难，心中结热，风疹，风痛，心病饥不嗜食，咳嗽身热，喉闭舌急失音，卒心痛，喉痹，胸胁满闷，颈痛，目眩，五指端尽痛，足不践地，足下热，男子如蛊，女子如娠，妇人无子，转胞不得尿。

《千金翼》云：主喜喘，脊胁相引，忽忽喜忘，阴痹，腹胀，腰痛，不欲食，喘逆，足下冷至膝，咽中痛不可纳食，喑不能言，小便不利，小腹痛，风入肠中，癫病，夹脐痛，鼻衄不止，五疝，热病先腰酸，喜渴数引饮，身项痛而寒且酸，足热不欲言，头痛癫癫然，少气，寒厥，霍乱转筋，肾积贲豚。

汉济北王阿母，病患热厥，足热，淳于意刺足心，立愈。

然谷 一名龙渊　足内踝前起大骨下陷中。一云内踝前在下一寸。别于足太阴之郄，足少阴肾脉所溜为荥火。《铜人》灸三壮，针三分，留五呼，不宜见血，令人立饥欲食。刺足下布络中脉，血不出为肿。主咽内肿，不能纳唾，时不能出唾，心恐惧如人将捕，涎出喘呼少气，足跗肿不得履地，寒疝，小腹胀，上抢胸胁，咳唾血，喉痹，淋沥白浊，脐酸不能久立，足一寒一热，舌纵，烦满，消渴，自汗，盗汗出，痿厥，洞泄，心痛如锥刺，坠堕恶血留内腹中，男子精泄，妇人无子，阴挺出，月事不调，阴痒，初生小儿脐风口噤。

太溪一名吕细　足内踝后五分，跟骨上动脉陷中。男子、妇人病，有此脉则生，无则死。足少阴肾脉所注为输土。《素注》针三分，留七呼，灸三壮。主久疟咳逆，心痛如锥刺，心脉沉，手足寒至节，喘息者死，呕吐，痰实，口中如胶，善噫，寒疝，热病汗不出，默默嗜卧，溺黄，消瘅，大便难，咽肿唾血，疝癖寒热，咳嗽不嗜食，腹胁痛，瘦脊，伤寒手足厥冷。

东垣曰：成痿者，以导湿热，引胃气出行阳道，不令湿土克肾水，其穴在太溪。《流注赋》云：牙齿痛堪治。

大钟 足跟后踵中，大骨上两筋间。足少阴络，别走太阳。《铜人》灸三壮，针二分，留七呼。《素注》留三呼。主呕吐，胸胀喘息，腹满便难，腰脊痛，少气，淋沥洒渐，腹脊强，嗜卧，口中热，多寒，欲闭户而处，少气不足，舌干，咽中食噎不得下，善惊恐不乐，喉中鸣，咳唾气逆，烦闷。实则闭癃泻之，虚则腰痛补之。

水泉 太溪下一寸，内踝下。少阴郄。《铜人》灸五壮，针四分。主目䀮䀮不能远视，女子月事不来，来即心下多闷痛，阴挺出，小便淋沥，腹中痛。

照海 足内踝下四分，前后有筋，上有踝骨，下有软骨，其穴居中。阴跷脉所生。《素注》针四分，留六呼，灸三壮。《铜人》针三分，灸七壮。《明堂》灸三壮。主咽干，心悲不乐，四肢懈惰，久疟，卒疝，呕吐嗜卧，大风默默不知所痛，视如见星，小腹痛，妇女经逆，四肢淫泺，阴暴跳起或痒，漉清汁，小腹偏痛，淋，阴挺出，月水不调。洁古曰：痫病夜发灸阴跷，照海穴也。

复溜—名昌阳，一名伏白 足内踝上二寸，筋骨陷中，前旁骨是复溜，后旁筋是交信，二穴只膈一条筋。足少阴肾脉所行为经金，肾虚补之。《素注》针三分，留七呼，灸五壮。《明堂》灸七壮。主肠澼，腰脊内引痛，不得俯仰起坐，目视䀮䀮，善怒多言，舌干，胃热，虫动涎出，足痿不收履，脐寒不自温，腹中雷鸣，腹胀如鼓，四肢肿，五种水病，青、赤、黄、白、黑，青取井，赤取荥，黄取输，白取经，黑取合。血痔，泄后肿，五淋，血淋，小便如散火，骨寒热，盗汗，汗注不止，齿龋，脉微细不见，或时无脉。

交信 足内踝骨上二寸，少阴前，太阴后廉筋骨间。阴跷脉之郄。《铜人》针四分，留十呼，灸三壮。《素注》留五呼。主气淋，㿉疝，阴急，阴汗，泻痢赤白，气热癃，股枢内痛，大小便难，淋，女子漏血不止，阴挺出，月水不来，小腹偏痛，四肢淫泺，盗汗出。

筑宾 内踝上腨分中。阴维之郄。《铜人》针三分，留五呼，灸五壮。《素注》针三分，灸五壮。主癫疝，小儿胎疝，痛不得乳，癫疾狂易，妄言怒骂，吐舌，呕吐涎沫，足腨痛。

阴谷 膝下内辅骨后，大筋下，小筋上，按之应手，屈膝乃得之。足少阴肾脉所入为合水。《铜人》针四分，留七呼，灸三壮。主膝痛如锥，不得屈伸，舌纵涎下，烦逆，溺难，小便急引阴痛，阴痿，股内廉痛，妇人漏下不止，腹胀满不得息，小便黄，男子如蛊，女子如娠。

横骨 大赫下一寸，阴上横骨中，宛曲如仰月中央，去腹中行各一寸。足少阴、冲脉之会。《铜人》灸三壮，禁针。主五淋，小便不通，阴器下纵引痛，小腹满，目赤痛从内眦始，五脏虚竭，失精
自肓俞至横骨六穴，《铜人》去腹中行各一寸五分，录之以备参考。

大赫 一名阴维，一名阴关 气穴下一寸，去腹中行各一寸。足少阴、冲脉之会。《铜人》灸五壮，针三分。《素注》针一寸，灸三壮。主虚劳失精，男子阴器结缩，茎中痛，目赤痛从内眦始，妇人赤带。

气穴 一名胞门，一名子户 四满下一寸，去腹中行各一寸。足少阴、冲脉之会。《铜人》灸五壮，

针三分。《素注》针一寸，灸五壮。主贲豚，气上下引腰脊痛，泄利不止，目赤痛从内眦始，妇人月事不调。

四满一名髓府　中注下一寸，去腹中行各一寸。足少阴、冲脉之会。《铜人》针三分，灸三壮。主积聚疝瘕，肠澼，大肠有水，脐下切痛，振寒，目内眦赤痛，妇人月水不调，恶血疝痛，奔豚上下，无子。

中注　肓俞下一寸，去腹中行各一寸。足少阴、冲脉之会。《铜人》针一寸，灸五壮。主小腹有热，大便坚燥不利，泄气，上下引腰脊痛，目内眦赤痛，女子月事不调。

肓俞　商曲下一寸，去腹中行各一寸。足少阴、冲脉之会。《铜人》针一寸，灸五壮。主腹切痛，寒疝，大便燥，腹满响响然不便，心下有寒，目赤痛从内眦始。

按：诸家俱以疝主于肾，故足少阴经髎穴灸兼治疝。丹溪以疝本肝经，与肾绝无相干，足以证千古之讹。

商曲 石关下一寸，去腹中行各一寸五分。足少阴、冲脉之会。《铜人》针一寸，灸五壮。主腹痛，腹中积聚，时切痛，肠中痛不嗜食，目赤痛从内眦始自幽门至商曲，《铜人》去腹中行五分，《素注》一寸。

石关 阴都下一寸，去腹中行各一寸五分。足少阴、冲脉之会。《铜人》针一寸，灸三壮。主哕噫呕逆，腹痛气淋，小便黄，大便不通，心下坚满，脊强不利，多唾，目赤痛从内眦始，妇人子脏有恶血，血上冲腹，痛不可忍。

阴都一名食宫 通谷下一寸，去腹中行各一寸五分。足少阴、冲脉之会。《铜人》针三分，灸三壮。主身寒热疟病，心下烦满，逆气，肠鸣，肺胀气抢，胁下热痛，目赤痛从内眦始。

通谷 幽门下一寸，去腹中行各一寸五分。足少阴、冲脉之会。《铜人》针五分，灸五壮。《明堂》灸三壮。主失欠口㖞，食饮善呕，暴喑不能言，结积留饮，痃癖胸满，食不化，心恍惚，喜呕，目赤痛从内眦始。

幽门 夹巨阙两旁各一寸五分陷中。足少阴、冲脉之会。《铜人》针五分，灸五壮。主小腹胀满，呕吐涎沫，喜唾，心下烦闷，胸中引痛，满不嗜食，里急数咳，健忘，泄利脓血，目赤痛从内眦始，女子心痛，逆气，善吐食不下。

步廊 神封下一寸六分陷中，去胸中行各二寸，仰而取之。《素注》针四分。《铜人》针三分，灸五壮。主胸胁支满，痛引胸，鼻塞不通，呼吸少气，咳逆呕吐，不嗜食，喘息不得举臂。

神封 灵墟下一寸六分陷中，去胸中行各二寸，仰而取之。《素注》针四分。《铜人》针三分，灸五壮。主胸满不得息，咳逆，乳痈，呕吐，洒淅恶寒，不嗜食。

灵墟 神藏下一寸六分陷中，去胸中行各二寸，仰而取之。《素注》针四分。《铜人》针三分，灸五壮。主胸胁支满，痛引胸不得息，咳逆呕吐，不嗜食。

神藏 彧中下一寸六分陷中，去胸中行各二寸，仰而取之。《铜人》灸五壮，针三分。《素注》针四分。主呕吐，咳逆喘不得息，胸满不嗜食。

彧中 俞府下一寸六分，去胸中行各二寸，仰而取之。《铜人》针四分，灸五壮。《明堂》灸三壮。主咳逆喘息不能食，胸胁支满，涎出多唾。

俞府 气舍下，璇玑旁各二寸陷中，仰而取之。《素注》针四分，灸三壮。《铜人》针三分，灸五壮。主咳逆上气，呕吐，喘嗽，腹胀不下食饮，胸中痛久喘。灸七壮效。

卷之七

仰人经穴图

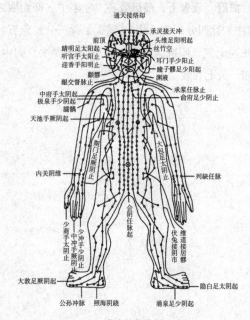

仰人经穴图

伏人经穴图

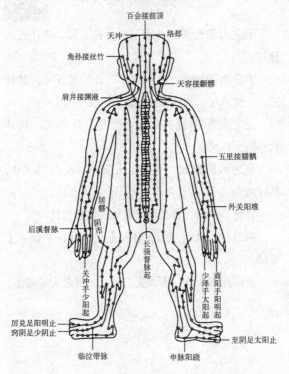

伏人经穴图

十四经脉长短尺寸

手之六阳经脉，从手至头，长五尺，共计五六合三丈。

手之六阴经脉，从胸走手，长三尺五寸，共计三六一丈八尺，五六合三尺，合二丈一尺。

足之六阳经脉，从头走至足，长八尺，共计六八四丈八尺。

足之六阴经脉，从足走入腹中，长六尺五寸，共计六六三十六，五六当三尺，合三丈九尺。

督脉、任脉，各长四尺五寸，共合九尺。

两跷脉，从足至目，各长七尺五寸，共合一丈五尺。

十四脉部，合一十六丈二尺，此气之大经隧也。

手厥阴心包络经 以下至督脉图俱杨氏集

心包络图

滑氏曰：手厥阴心主，又曰心包络，何也？曰：君火以名，相火以位，手厥阴代君火行事，以用而言，故曰手心主；以经而言，曰心包络，一经而二名，实相火也。

手厥阴心包络经穴歌

九穴心包手厥阴，天池天泉曲泽深，

郄门间使内关对，大陵劳宫中冲侵左右

一十八穴。

此一经起于天池，终于中冲，取中冲、劳宫、大陵、间使、曲泽，与井荥输经合也。

脉起胸中，出属心包，下膈，历络三焦；其支者，循胸出胁，下腋三寸，上抵腋下，下循臑内，行太阴、少阴之间，入肘中，下臂，行两筋之间，入掌中，循中指出其端；其支别者，从掌中循小指次指出其端。多血少气，戌时气血注此。

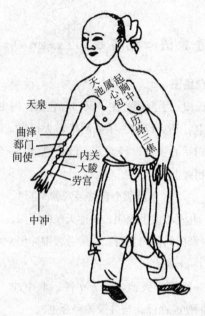

手厥阴心包络经

受足少阴之交，其系与三焦之系连属，故指相火之脏，实乃裹心之膜，此实安身立命之地，尤宜详察，默会其真。其调剂也，莫执一方；其针灸也，必循其道。达者慎焉，几于神矣。

考正穴法

天池一名天会 腋下三寸，乳后一寸，着胁直腋撅肋间，手足厥阴、少阳之会。《铜人》灸三壮，针二分。《甲乙》针七分。主胸中有声，胸膈烦满，热病汗不出，头痛，四肢不举，腋下肿，上气，寒热瘀疟，臂痛，目𥉪𥉪不明。

天泉一名天湿 曲腋下二寸，举臂取之。《铜人》针六分，灸三壮。主目𥉪𥉪不明，恶风寒，心病，胸胁支满，咳逆，膺背胛间、臂内廉痛。

曲泽 肘内廉陷中，大筋内侧横纹中动脉是。心包络脉所入为合水。《铜人》灸三壮，针三分，留七呼。主心痛，善惊，身热，烦渴口干，逆气呕涎血，心下澹澹，身热，风疹，臂肘手腕不时动摇，头清汗出不过肩，伤寒，逆气呕吐。

郄门 掌后去腕五寸，手厥阴心包络脉郄。《铜人》针三分，灸五壮。主呕血、衄血，心痛呕哕，惊恐畏人，神气不足。

间使 掌后三寸两筋间陷中。心包络脉所行为经金。《素注》针六分，留七呼。《铜人》针三分，灸五壮。《明堂》灸七壮。《甲乙》灸三壮。主伤寒结胸，心悬如饥，卒狂，胸中澹澹，恶风寒，呕沫，怵惕，寒中少气，掌中热，腋肿肘挛，卒心痛，多惊，中风气塞，涎上昏危，暗不得语，咽中如梗，鬼邪，霍乱干呕，妇人月水不调，血结成块，小儿客忤。

内关 掌后去腕二寸两筋间，与外关相抵。手心主之络，别走少阳。《铜人》针五分，灸三壮。主手中风热，失志，心痛，目赤，支满肘挛。实则心暴痛，泻之；虚则头强，补之。

大陵 掌后骨下，两筋间陷中。手厥阴心包络脉所注为输土，心包络实泻之。《铜人》针五分。《素注》针六分，留七呼，灸三壮。主热病汗不出，手心热，肘臂挛痛，腋肿，善笑不休，烦心，心悬若饥，心痛掌热，喜悲泣惊恐，目赤目黄，小便如血，呕哕无度，狂言不乐，喉痹，口干，身热头痛，短气，胸胁痛，瘑疮疥癣。

劳宫 一名五里，一名掌中　掌中央动脉。《铜人》屈无名指取之；《资生》屈中指取之；滑氏云：

以今观之，屈中指、无名指两者之间取之为允。心包络脉所溜为荥火。《素注》针三分，留六呼。《铜人》灸三壮。《明堂》针二分，得气即泻，只一度；针过两度，令人虚。禁灸，灸令人息肉日加。主中风，善怒，悲笑不休，手瘈，热病数日汗不出，怵惕，胁痛不可转侧，大小便血，衄血不止，气逆呕哕，烦渴食饮不下，大小人口中腥臭，口疮，胸胁支满，黄疸目黄，小儿龈烂。

中冲 手中指端，去爪甲如韭叶陷中。心包络脉所出为井木，心包络虚补之。《铜人》针一分，留三呼。《明堂》灸一壮。主热病烦闷，汗不出，掌中热，身如火，心痛烦满，舌强。

手少阳三焦经

三焦腑图

《内经》曰：三焦者，决渎之官，水道出焉。又云：上焦如雾，中焦如沤，下焦如渎。人心湛寂，欲想不兴，则精气散在三焦，荣华百脉。及其想念

一起，欲火炽然，翕撮三焦，精气流溢，并于命门
输泻而去，故号此腑为三焦。

手少阳三焦经穴歌

二十三穴手少阳，关冲液门中渚旁，

阳池外关支沟正，会宗三阳四渎长，

天井清冷渊消泺，臑会肩髎天髎堂，

天牖翳风瘈脉青，颅息角孙丝竹张，

和髎耳门听有常左右四十六穴。

此一经起于关冲，终于耳门，取关冲、液门、
中渚、阳池、支沟、天井，与井荥输原经合也。

脉起手小指次指之端，上出次指之间，循手表
腕，出臂外两骨之间，上贯肘，循臑外，上肩，交
出足少阳之后，入缺盆，交膻中，散络心包，下膈，
遍属三焦；其支者，从膻中上出缺盆，上项，夹耳
后直上，出耳上角，以屈下颊至䪼；其支者，从耳
后入耳中，至目锐眦。多气少血，亥时气血注此。

受手厥阴之交，中清之府，引道阴阳，开通闭
塞，用药动似盘珠，毋使刻舟求剑，聊著述于前篇，
俟同志之再辨。

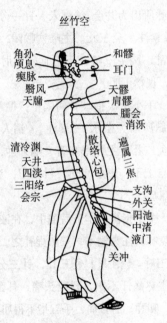

手少阳三焦经

考正穴法

关冲 手小指次指外侧，去爪甲角如韭叶。手少阳三焦脉所出为井金。《铜人》针一分，留三呼，灸一壮。《素注》灸三壮。主喉痹喉闭，舌卷口干，头痛，霍乱，胸中气噎，不嗜食，臂肘痛不可举，目生翳膜，视物不明。

液门 手小指次指歧骨间陷中，握拳取之。手少阳三焦脉所溜为荥水。《素注》《铜人》针二分，留二呼，灸三壮。主惊悸妄言，咽外肿，寒厥，手臂痛不能自上下，痎疟寒热，目赤涩，头痛，暴得耳聋，齿龈痛。

中渚 手小指次指本节后陷中，在液门下一寸。手少阳三焦脉所注为输木，三焦虚补之。《素注》针二分，留三呼。《铜人》灸三壮，针三分。《明堂》灸二壮。主热病汗不出，目眩头痛，耳聋，目生翳膜，久疟，咽肿，肘臂痛，手五指不得屈伸。

阳池一名别阳 手表腕上陷中，从指本节直摸下至腕中心。手少阳三焦脉所过为原，三焦虚实皆拔之。《素注》针二分，留六呼，灸三壮。《铜人》

禁灸。《指微赋》云：针透抵大陵穴，不可破皮，不可摇手，恐伤针转曲。主消渴，口干烦闷，寒热疟，或因折伤手腕，捉物不得，肩臂痛不得举。

外关 腕后二寸两骨间，与内关相对。手少阳络，别走手心主。《铜人》针三分，留七呼，灸二壮。《明堂》灸三壮。主耳聋，浑浑焞焞无闻，五指尽痛，不能握物。实则肘挛，泻之；虚则不收，补之。又治手臂不得屈伸。

支沟一名飞虎 腕后臂外三寸，两骨间陷中。手少阳脉所行为经火。《铜人》针二分，灸二七壮。《明堂》灸五壮。《素注》针二分，留七呼，灸三壮。主热病汗不出，肩臂酸重，胁腋痛，四肢不举，霍乱呕吐，口噤不开，暴喑不能言，心闷不已，卒心痛，鬼击，伤寒结胸，瘑疮疥癣，妇人妊脉不通，产后血晕，不省人事。

会宗 腕后三寸，空中一寸。《铜人》灸七壮。《明堂》灸五壮，禁针。主五痫，肌肤痛，耳聋。

三阳络一名通门 臂上大交脉，支沟上一寸。《铜人》灸七壮。《明堂》灸五壮，禁针。主暴喑哑，耳聋，嗜卧，四肢不欲动摇。

四渎 在肘前五寸，外廉陷中。《铜人》灸三壮，针六分，留七呼。主暴气耳聋，下齿龋痛。

天井 肘外大骨后，肘上一寸，辅骨上两筋叉骨罅中，屈肘拱胸取之。甄权云：曲肘后一寸，又手按膝头取之。手少阳三焦脉所入为合土，三焦实泻之。《素注》针一寸，留七呼。《铜人》灸三壮。《明堂》灸五壮，针三分。主心胸痛，咳嗽上气，短气不得语，唾脓，不嗜食，寒热凄凄不得卧，惊悸，瘛疭，癫疾，五痫，风痹，耳聋嗌肿，喉痹汗出，目锐眦痛，颊肿痛，耳后臑臂肘痛，捉物不得，嗜卧，扑伤腰髋疼，振寒颈项痛，大风默默不知所痛，悲伤不乐，脚气上攻。

清冷渊 肘上二寸，伸肘举臂取之。《铜人》针二分，灸三壮。主肩痹痛，臑不能举，不能带衣。

消泺 肩下臂外间，腋斜肘分下。《铜人》针一分，灸三壮。《明堂》针六分。《素注》针五分。主风痹，颈项强急，肿痛寒热，头痛，癫疾。

臑会一名臑交 肩前廉，去肩头三寸宛宛中。

手少阳、阳维之会。《素注》针五分，灸五壮。《铜人》针七分，留十呼，得气即泻，灸七壮。主臂痛酸无力，痛不能举，寒热，肩肿引胛中痛，项瘿气瘤。

肩髎 肩端臑上陷中，斜举臂取之。《铜人》针七分，灸三壮。《明堂》灸五壮。主臂痛，肩重不能举。

天髎 肩缺盆中，上毖骨际陷中央，须缺盆陷处，上有空，起肉上是穴。手足少阳、阳维之会。《铜人》针八分，灸三壮。当缺盆陷上突起肉上针之，若误针陷处，伤人五脏气，令人卒死。主胸中烦闷，肩臂酸疼，缺盆中痛，汗不出，胸中烦满，颈项急，寒热。

天牖 颈大筋外缺盆上，天容后，天柱前，完骨下，发际上。《铜人》针一寸，留七呼，不宜补，不宜灸。灸即令人面肿眼合，先取谚谑，后取天容、天池，即瘥；若不针谚谑，即难疗。《明堂》针五分，得气即泻，泻尽更留三呼，泻三吸，不宜补。《素注》《下经》灸三壮。《资生》云：宜灸一壮、三壮。

主暴聋气，目不明，耳不聪，夜梦颠倒，面青黄无颜色，头风面肿，项强不得回顾，目中痛。

翳风 耳后尖角陷中，按之引耳中痛。《针经》先以铜钱二十文，令病人咬之，寻取穴中。手足少阳之会。《素注》针三分。《铜人》针七分，灸七壮。《明堂》灸三壮。针灸俱令人咬钱，令口开。主耳鸣、耳聋，口眼㖞斜，脱颔颊肿，口噤不开，不能言，口吃，牙车急，小儿喜欠。

瘈脉一名资脉 耳本后鸡足青络脉。《铜人》刺出血如豆汁，不宜多出。针一分，灸三壮。主头风耳鸣，小儿惊痫瘈疭，呕吐，泄利无时，惊恐，瞤瞢目睛不明。

颅息 耳后间青络脉中。《铜人》灸七壮，禁针。《明堂》灸三壮，针一分，不得多出血，多出血杀人。主耳鸣痛，喘息，小儿呕吐涎沫，瘈疭发痫，胸胁相引，身热头痛，不得卧，耳肿及脓汁。

角孙 耳廓中间，开口有空。手太阳、手足少阳之会。《铜人》灸三壮。《明堂》针八分。主目生翳肤，齿龈肿，唇吻强，齿牙不能嚼物，龋齿，头项强。

丝竹空一名目髎　眉后陷中，手足少脉气所发。《素注》针三分，留六呼。《铜人》禁灸，灸之不幸，使人目小及盲。针三分，留三呼，宜泻不宜补。主目眩头痛，目赤，视物眈眈不明，恶风寒，风痫，目戴上不识人，眼睫毛倒，发狂吐涎沫，发即无时，偏正头疼。

和髎　耳前锐发下横动脉中是穴。手足少阳、手太阳三脉之会。《铜人》针七分，灸三壮。主头重痛，牙车引急，颈颔肿，耳中嘈嘈，鼻涕，面风寒，鼻准上肿，痈痛，招摇视瞻，瘛疭，口僻。

耳门　耳前起肉，当耳缺者陷中。《铜人》针三分，留三呼，灸三壮。《下经》禁灸，病宜灸者、不过三壮。主耳鸣如蝉声，聤耳脓汁出，耳生疮，重听无所闻，齿龋，唇吻强。

胆腑图

《内经》曰：胆者，中正之官，决断出焉。凡十一脏，皆取决胆也。胆为青肠。又曰：胆为清净之府。

诸腑皆传秽浊，独胆无所传道，故曰清净。虚则目昏，若吐伤胆倒，则视物倒植。

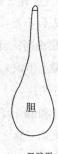

胆

胆腑图

足少阳胆经

足少阳胆经穴歌

少阳足经瞳子髎，四十四穴行迢迢，

听会上关颔厌集，悬颅悬厘曲鬓翘，

率谷天冲浮白次，窍阴完骨本神邀，

阳白临泣目窗辟，正营承灵脑空摇，

风池肩井渊液部，辄筋日月京门标，

带脉五枢维道续，居髎环跳风市招，
中渎阳关阳陵穴，阳交外丘光明宵，
阳辅悬钟丘墟外，足临泣地五侠溪，
第四指端窍阴毕左右八十八穴。

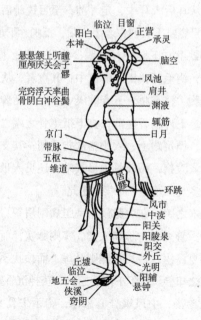

临泣　目窗
阳白　　正营　承灵
本神
悬悬颔上听瞳　　　　脑空
厘颅厌关会子
髎
风池
完窍浮天率曲　　　肩井
骨阴白冲谷鬓　　　渊液
　　　　　　　　　辄筋
　　　　　　　　　日月
京门
带脉
五枢
维道
　　　居髎　　　环跳
　　　　　　　　风市
　　　　　　　　中渎
　　　　　　　　阳关
　　　　　　　　阳陵泉
　　　　　　　　阳交
　　　　　　　　外丘
丘墟　　　　　　光明
临泣　　　　　　阳辅
地五会　　　　　悬钟
侠溪
窍阴

足少阳胆经

此一经起于瞳子髎，终于窍阴，取窍阴、侠溪、临泣、丘墟、阳辅、阳陵泉，与井荥输原经合也。

脉起目锐眦，上抵角，下耳后，循颈，行手少阳之前，至肩上，却交出手少阳之后，入缺盆；其支者，从耳后入耳中，走耳前，至目锐眦后；其支者，别目锐眦下大迎，合手少阳，抵顣，下加颊车，下颈合缺盆，下胸中，贯膈，络肝属胆，循胁里，出气冲，绕毛际，横入髀厌中；其直者，从缺盆下腋，循胸，过季胁，下合髀厌中，以下循髀阳，出膝外廉，下外辅骨之前，直下抵绝骨之端，下出外踝之前，循足跗上，入小指次指之间；其支者，别跗上，入大指，循歧骨内出其端，还贯入爪甲，出三毛。多气少血，子时气血注此。

甲木之腑，在关脉候，是胆病则眉颦口苦，而呕宿汁，善太息，恐如人捕。实则脉实，而精神不守，半夏汤泻之最良；虚则脉虚，而烦扰不眠，温胆汤补之却善。火不下降心胆跳，茯神沉香蜜和丸，送入人参汤；中风癫狂心恐悸，铅汞朱乳共结成，吞下井花水。咽痛膈壅，硝蚕黛勃蒲脑子，加麝以收功；胆虚卧惊，参柏枸神枳熟地，用酒而有力。清热宽咽，薄荷宿砂芎片脑；惊心怖胆，人参酸枣乳辰砂。惊神昏乱，记学士之良方；风引痫生，修真人之秘散。胆虚寒而不眠，炒酸枣调煎竹叶；胆实热而多睡，生枣仁末和姜茶。补用薏苡炒枣仁，泻须青连柴前胡。温则姜夏橘红，凉加竹茹甘菊。柴胡川芎，报使上行而不悖；青皮车前，引经下走以无疑。药有生熟，贵按脉而取用；剂宜多寡，当随症以权衡，或厥疾之未瘳，仗针灸以收功。

考正穴法

瞳子髎一名太阳，一名前关　目外去眦五分。手太阳、手足少阳三脉之会。《素注》灸三壮，针三分。主目痒，翳膜白，青盲无见，远视䀮䀮，赤痛泪出多眵䁾，内眦痒，头痛，喉闭。

听会　耳微前陷中，上关下一寸，动脉宛宛中，张口得之。《铜人》针三分，留三呼，得气即泻，不须补。日灸五壮，止三七壮，十日后依前数灸。《明堂》针三分，灸三壮。主耳鸣耳聋，牙车臼脱，相离三寸，牙车急不得嚼物，齿痛恶寒物，狂走瘛疭，恍惚不乐，中风口㖞斜，手足不遂。

客主人一名上关　耳前骨上，开口有空，张口取之。手足少阳、阳明之会。《铜人》灸七壮，禁针。《明堂》针一分，得气即泻，日灸七壮，至二百壮。《下经》灸十壮。《素注》针三分，留七呼，灸三壮。《素问》禁深刺，深则交脉破，为内漏耳聋，欠而不得㰦。主唇吻强上，口眼偏邪，青盲，瞋目眮眮，恶风寒，牙齿龋，口噤嚼物鸣痛，耳鸣耳聋，瘈疭沫出，寒热，痉引骨痛。

颔厌　曲周下颞颥上廉。手足少阳、阳明之会。《铜人》灸三壮，针七分，留七呼，深刺令人耳聋。主偏头痛，头风目眩，惊痫，手卷手腕痛，耳鸣，目无见，目外眦急，好嚏，颈痛，历节风，汗出。

悬颅　曲周下颞颥中廉。手足少阳、阳明之会。《铜人》灸三壮，针三分，留三呼。《明堂》针二分。《素注》针七分，留七呼，刺深令人耳无所闻。主头痛，牙齿痛，面肤赤肿，热病烦满，汗不出，头偏痛引目外眦赤，身热，鼻洞浊下不止，传为衄䘌瞑目。

悬厘 曲周上颞颥下廉。手足少阳、阳明之会。《铜人》针三分，灸三壮。《素注》针三分，留七呼。主面皮赤肿，头偏痛，烦心不欲食，中焦客热，热病汗不出，目锐眦赤痛。

曲鬓 一名曲发 在耳上发际曲隅陷中，鼓颔有空。足少阳、太阳之会。《铜人》针三分，灸七壮。《明下》灸三壮。主颔颊肿，引牙车不得开，急痛，口噤不能言，颈项不得回顾，脑两角痛为巅风，引目眇。

率谷 耳上入发际寸半陷者宛宛中，嚼而取之。足少阳、太阳之会。《铜人》针三分，灸三壮。主痰气膈痛，脑两角强痛，头重，醉后酒风，皮肤肿，胃寒，饮食烦满，呕吐不止。

天冲 耳后发际二寸，耳上如前三分。足少阳、太阳之会。《铜人》灸七壮。《素注》针三分，灸三壮。主癫疾风痉，牙龈肿，善惊恐，头痛。

浮白 耳后入发际一寸。足少阳、太阳之会。《铜人》针三分，灸七壮。《明堂》灸三壮。主足不能行，耳聋耳鸣，齿痛，胸满不得息，胸痛，颈项瘿，痈肿不能言，肩臂不举，发寒热，喉痹，咳逆痰沫，耳鸣嘈嘈无所闻。

窍阴一名枕骨 完骨上，枕骨下，动摇有空。足太阳、手足少阳之会。《铜人》针三分，灸七壮。《甲乙》针四分，灸五壮。《素注》针三分，灸三壮。主四肢转筋，目痛，头项颔痛引耳嘈嘈，耳鸣无所闻，舌本出血，骨劳，痈疽发厉，手足烦热，汗不出，舌强胁痛，咳逆喉痹，口中恶苦之。

完骨 耳后入发际四分。足少阳、太阳之会。《铜人》针三分，灸七壮。《素注》留七呼，灸三壮。《明堂》针二分，灸以年为壮。主足痿失履不收，牙车急，颊肿，头面肿，颈项痛，头风耳后痛，烦心，小便赤黄，喉痹齿龋，口眼㖞斜，癫疾。

本神 曲差旁一寸五分，直耳上入发际四分。足少阳、阳维之会。《铜人》针三分，灸七壮。主惊痫吐涎沫，颈项强急痛，目眩，胸相引不得转侧，癫疾呕吐涎沫，偏风。

阳白 眉上一寸，直瞳子。手足阳明、少阳、阳维五脉之会。《素注》针三分。《铜人》针二分，灸三壮。主瞳子痒痛，目上视，远视㿠㿠，昏夜无见，目痛目眵，背膂寒栗，重衣不得温。

临泣 目上，直入发际五分陷中，令患人正睛取穴。足少阳、太阳、阳维之会。《铜人》针三分，留七呼。主目眩，目生白翳，目泪，枕骨合颅痛，恶寒鼻塞，惊痫反视，大风，目外眦痛，卒中风不识人。

目窗 临泣后寸半。足少阳、阳维之会。《铜人》针三分，灸五壮，三度刺，令人目大明。主目赤痛，忽头旋，目㿠㿠远视不明，头面浮肿，头痛，寒热汗不出，恶寒。

正营 目窗后寸半。足少阳、阳维之会。《铜人》针三分，灸五壮。主目眩瞑，头项偏痛，牙齿痛，唇吻急强，齿龋痛。

承灵 正营后一寸五分。足少阳、阳维之会。主脑风头痛，恶风寒，衄衄鼻窒，喘息不利。灸三壮，禁针。

脑空一名颞颥　承灵后一寸五分，夹玉枕骨下陷中。足少阳、阳维之会。《素注》针四分。《铜人》

针五分，得气即泻，灸三壮。主劳疾羸瘦，体热，颈项强不得回顾，头重痛不可忍，目瞑心悸，发即为癫风，引目眇，鼻痛。

魏武帝患头风，发即心乱目眩，华佗针脑空立愈。

风池 耳后颞颥后，脑空下，发际陷中，按之引于耳中。手足少阳、阳维之会。《素注》针四分。《明堂》针三分。《铜人》针七分，留七呼，灸七壮。《甲乙》针一寸二分。患大风者，先补后泻；少可患者，以经取之，留五呼，泻七吸。灸不及针，日七壮，至百壮。主洒淅寒热，伤寒温病汗不出，目眩，苦偏正头痛，痎疟，颈项如拔，痛不得回顾，目泪出，欠气多，鼻衄衄，目内眦赤痛，气发耳塞，目不明，腰背俱疼，腰伛偻引颈筋无力不收，大风中风，气塞涎上不语，昏危，瘿气。

肩井一名膊井　肩上陷中，缺盆上，大骨前一寸半，以三指按取，当中指下陷中。手足少阳、足阳明、阳维之会，连入五脏。针五分，灸五壮，先补后泻。主中风，气塞涎上不语，气逆，妇人难产，堕胎后手足厥逆，针肩井立愈。头项痛，五劳七伤，臂痛，两手不得向头。若针深闷倒，急补足三里。

渊液 一名泉液　腋下三寸宛宛中，举臂得之。《铜人》禁灸。《明堂》针三分。主寒热，马刀疡，胸满无力，臂不举。不宜灸，灸之令人生肿蚀马疡，内溃者死，寒热者生。

辄筋 一名神光，一名胆募　腋下三寸复前一寸三肋端，横直蔽骨旁七寸五分，平直两乳，侧卧屈上足取之。胆之募，足太阳、少阳之会。《铜人》灸三壮，针六分。《素注》针七分。主胸中暴满不得卧，太息善悲，小腹热，欲走，多唾，言语不正，四肢不收，呕吐宿汁，吞酸。

日月　期门下五分。足太阴、少阳、阳维之会。针七分，灸五壮。主太息善悲，小腹热欲走，多唾，言语不正，四肢不收。

京门 一名气俞，一名气府　监骨下，腰中季肋本夹脊。肾之募。《铜人》灸三壮，针三分，留七呼。主肠鸣，小肠痛，肩背寒，痉，肩胛内廉痛，腰痛不得俯仰久立，寒热腹胀引背不得息，水道不利，溺黄，小腹急肿，肠鸣洞泄，髀枢引痛。

带脉 季肋下一寸八分陷中，脐上二分，两旁各七寸半。足少阳、带脉二脉之会。《铜人》针六分，灸五壮。《明堂》灸七壮。主腰腹纵，溶溶如囊水之状，妇人小腹痛，里急后重，瘕疝，月事不调，赤白带下。

五枢 带脉下三寸，水道旁五寸五分。足少阳、带脉之会。《铜人》针一寸，灸五壮。《明堂》灸三壮。主疝癖，大肠膀胱肾余，男子寒疝，阴卵上入小腹痛，妇人赤白带下，里急瘕疝。

维道 章门下五寸三分。足少阳、带脉之会。《铜人》针八分，留六呼，灸三壮。主呕逆不止，水肿，三焦不调，不嗜食。

居髎 章门下八寸三分，监骨上陷中。《素注》章门下四寸三分。足少阳、阳跷之会。《铜人》针八分，留六呼，灸三壮。主腰引小腹痛，肩引胸臂挛急，手臂不得举以至肩。

环跳 髀枢中，侧卧，伸下足，屈上足，以右手摸穴，左摇撼取之。足少阳、太阳之会。《铜人》

灸五十壮。《素注》针一寸，留二呼，灸三壮。《指微》云：已刺不可摇，恐伤针。主冷风湿痹不仁，风疹遍身，半身不遂，腰胯痛塞，膝不得转侧伸缩。

仁寿宫患脚气偏风，甄权奉敕针环跳、阳陵泉、阳辅、巨虚下廉而能起行。

环跳穴痛，恐生附骨疽。

风市 膝上外廉两筋中，以手着腿，中指尽处是。针五分，灸五壮。主中风腿膝无力，脚气，浑身搔痒，麻痹，厉风疮。

中渎 髀外膝上五寸分肉间陷中。足少阳络，别走厥阴。《铜人》灸五壮，针五分，留七呼。主寒气客于分肉间，攻痛上下，筋痹不仁。

阳关 一名阳陵 阳陵泉上三寸，犊鼻外陷中。《铜人》针五分，禁灸。主风痹不仁，膝痛不可屈伸。

阳陵泉 膝下一寸，䯒外廉陷中，蹲坐取之。足少阳所入为合土。《难经》曰：筋会阳陵泉。疏曰：筋病治此。《铜人》针六分，留十呼，得气即泻。又宜久留针，日灸七壮，至七七壮。《素注》灸三壮。《明下》灸一壮。主膝伸不得屈，髀枢膝骨冷痹，脚气，膝股内外廉不仁，偏风半身不遂，脚冷无血色，苦嗌中介然，头面肿，足筋挛。

阳交一名别阳，一名足髎　足外踝上七寸，斜属三阳分肉之间。阳维之郄。《铜人》针六分，留七呼，灸三壮。主胸满肿，膝痛足不收，寒厥惊狂，喉痹，面肿，寒痹，膝腨不收。

外丘　外踝上七寸。少阳所生。《铜人》针三分，灸三壮。主胸胀满，肤痛痿痹，颈项痛，恶风寒，猘犬伤毒不出，发寒热，速以三姓人可灸所啮处及足少阳络。癫疾，小儿龟胸。

光明　外踝上五寸。足少阳之络，别走厥阴。《铜人》针六分，留七呼，灸五壮。《明下》灸七壮。主淫泺，胫酸腨疼，不能久立，热病汗不出，卒狂。与阳辅疗法同，虚则痿躄，坐不能起，补之；实则足腨热膝痛，身体不仁，善啮颊，泻之。

阳辅一名分肉　足外踝上四寸，辅骨前，绝骨端三分，去丘墟七寸。足少阳所行为经火。胆实泻之。《素注》针三分。又曰：针七分，留十呼。《铜人》灸三壮，针五分，留七呼。主腰溶溶如坐水中，膝下浮肿，筋挛，百节酸疼，实无所知，诸节尽痛，痛无常处，腋下肿瘘，喉痹，马刀夹瘿，膝胻酸，风痹不仁，厥逆，口苦太息，心胁痛，面尘，头角颔痛，目锐眦痛，缺盆中肿痛，汗出振寒，疟，胸中、胁、肋、髀、膝外至绝骨外踝前痛，善洁面青。

悬钟一名绝骨　足外踝上三寸动脉中，寻摸尖骨者是。足三阳之大络。按之阳明脉绝，乃取之。《难经》曰：髓会绝骨。疏曰：髓病治此。袁氏曰：足能健步，以髓会绝骨也，《铜人》针六分，留七呼，灸五壮。《指微》云：斜入针二寸许，灸七壮，或五壮。主心腹胀满，胃中热，不嗜食，脚气、膝胻痛，筋骨挛痛足不收，逆气，虚劳寒损，忧恚，心中咳逆，泄注，喉痹，颈项强，肠痔瘀血，阴急，鼻衄，脑疽，大小便涩，鼻中干，烦满狂易，中风手足不遂。

丘墟　足外踝下如前陷中骨缝中，去临泣三寸。又侠溪穴中量上，外踝骨前五寸。足少阳所过为原，胆虚实皆拔之。《铜人》灸三壮。《素注》针五分，留七呼。主胸胁满痛不得息，久疟振寒，腋下肿，痿厥坐不能起，髀枢中痛，目生翳膜，腿胻酸，转筋，卒疝，小腹坚，寒热颈肿，腰胯痛，太息。

临泣 足小指次指本节后陷中，去侠溪一寸五分。足少阳所注为输木。《甲乙》针二分，留五呼，灸三壮。主胸中满，缺盆中及腋下马刀疡瘘，善啮颊，天牖中肿，淫泺，胻酸，目眩，枕骨合颅痛，洒淅振寒，心痛，周痹，痛无常处，厥逆气喘不能行，痎疟日发，妇人月事不利，季胁支满，乳痈。

地五会 足小指次指本节后陷中，去侠溪一寸。《铜人》针一分，禁灸。主腋痛，内损唾血，足外无膏泽，乳痈。

侠溪 足小指次指歧骨间，本节前陷中。足少阳所溜为荥水，胆实则泻之。《素注》针三分，留三呼，灸三壮。主胸胁支满，寒热伤寒，热病汗不出，目外眦赤，目眩，颊颔肿，耳聋，胸中痛不可转侧，痛无常处。

窍阴 足小指次指外侧，去爪甲角如韭叶。足少阳所出为井金。《素注》针一分，留一呼。《甲乙》留三呼，灸三壮。主胁痛，咳逆不得息，手足烦热，汗不出，转筋，痫疟，头痛心烦，喉痹，舌强口干，肘不可举，卒聋，魇梦，目痛，小眦痛。

肝脏图

《内经》曰：肝者，将军之官，谋虑出焉。

肝者，罢极之本，魂之居也。其华在爪，其充在筋，以生血气，为阳中之少阳，通于春气。

东方青色，入通于肝，开窍于目，藏精于肝，故病发惊骇。其味酸，其类草木，其畜鸡，其谷麦，其应四时，上为岁星，是以知病之在筋也。其音角，其数八，其臭臊，其液泣。

东方生风，风生木，木生酸，酸生肝。肝主筋，

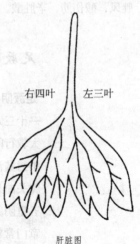

右四叶　左三叶

肝脏图

筋生心。

肝主目，其在天为玄，在人为道，在地为化，化为五味。道生知，玄生神，在天为风，在地为木，在体为筋，在脏为肝，在色为苍，在声为呼，在变动为握，在志为怒。怒伤肝，悲胜怒，风伤筋，燥胜风，酸伤筋，辛胜酸。

足厥阴肝经

足厥阴肝经穴歌

一十三穴足厥阴，

大敦行间太冲侵，

中封蠡沟中都近，

膝关曲泉阴包临，

五里阴廉羊矢穴，

章门常对期门深二十六穴。

此一经起于大敦，终于期门。取大敦、行间、太冲、中封、曲泉，与井荥输经合也。

脉起大指聚毛之际，上循足跗上廉，去内踝一寸，上踝八寸，交出太阴之后，上腘内廉，循股，入阴中，环阴器，抵小腹夹胃，属肝络胆，上贯膈，布胁肋，循喉咙之后上入颃颡，连目系，上出额，与督脉会于巅；其支者，从目系下颊里，环唇内；其支者，复从肝别贯膈，上注肺。多血少气，丑时气血注此。

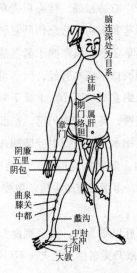

脑连深处为目系
注肺
期门
属肝络胆
章门
阴廉
五里
阴包
曲泉
膝关
中都
蠡沟
中封
太冲
行间
大敦

足厥阴肝经

乙木之脏，脉在左关。是肝实则脉实，两胁痛而目眦肿疼；虚则脉虚，七叶薄而汪汪昏泪。资心火以补肝虚，抑阳光而泻本实。故味辛补而酸泻，气凉泻而温补。姜橘细辛补之宜，芎芍大黄泻之可。目胜离娄，君神曲而佐磁石；手开瞽盲，捣羊肝以丸连末。气疼两胁，君枳实芍药参芎；痰攻双臂，施木草橘半附苓。右胁胀痛，桂心枳壳草姜黄；左胁刺痛，粉草川芎和枳实。悲怒伤肝双胁痛，芎辛枳梗，防风干葛草姜煎；风寒撼水囊茎痛，茴香乌药，青橘良姜调酒饮。疝本肝经，何药可疗？附子山栀力最高，全蝎玄胡功不小。上燥下寒，梅膏捣丸归鹿；头痛气厥，乌药末细川芎。寒湿脚痹踏椒囊，风热膝痛煎柏木。欲上行引经柴胡川芎，下行须要去穰青皮也。温则木香肉桂，凉则菊花车前。补用阿胶酸枣仁，泻用柴前犀牛角。勿胶柱而鼓瑟，当加减以随宜。

导引本经：肝以眼为穴，人眠则血归肝，眼受之而能视也。夫眠乃无名惑复之火，不可纵之使眠，亦不可不眠。若胆虚寒不眠，则精神困倦，志虑不安；肝实热眠过多，则慧镜生尘，善根埋灭，皆非调肝胆，伏睡魔之道也。举其要而言，勿嗔怒，勿昼寝，睡其形而不睡其神是也。盖睡之精，乃身之灵，人能少睡，则主翁惺惺，智识明净，不惟神气清爽，梦寐亦安也。若贪眠则心中血潮，元神离舍，不惟云掩性天，神亦随境昏迷。三丰有云：捉取梦中之梦，搜求玄上之玄，自从识得娘生面，笑指蓬莱在目前。此之谓也。《内经》曰：春三月，此谓发陈，天地俱生，万物以荣，夜卧早起，广步于庭，披发缓形，以使志生，此春气之应，养生之道也。逆之则伤肝，此又不可不知。

考正穴法

大敦 足大指端，去爪甲如韭叶，及三毛中。足厥阴肝脉所出为井木。《铜人》针三分，留十呼，灸三壮。主五淋，卒疝七疝，小便数遗不禁，阴头中痛，汗出，阴上入小腹，阴偏大，腹脐中痛，悒悒不乐，病左取右，病右取左。腹胀肿病，小腹痛，中热喜寐，尸厥状如死人，妇人血崩不止，阴挺出，阴中痛。

行间 足大指缝间动脉应手陷中。足厥阴肝脉所溜为荥火，肝实则泻之。《素注》针三分。《铜人》灸三壮，针六分，留十呼。主呕逆，洞泄，遗溺癃闭，消渴嗜饮，善怒，四肢满，转筋，胸胁痛，小腹肿，咳逆呕血，茎中痛，腰疼不可俯仰，腹中胀，小肠气，肝心痛，色苍苍如死状，终日不得息，口喝，癫疾，短气，四肢逆冷，嗌干烦渴，瞑不欲视，目中泪出，太息，便溺难，七疝寒疝，中风，肝积肥气，发痎疟，妇人小腹肿，面尘脱色，经血过多不止，崩中，小儿急惊风。

太冲 足大指本节后二寸，或云一寸半内间动脉应手陷中。足厥阴肝脉所注为输土。《素问》女子二七，太冲脉盛，月事以时下，故能有子。又诊病人太冲脉有无可以决死生。《铜人》针三分，留十呼，灸三壮。主心痛脉弦，马黄，瘟疫，肩肿吻伤，虚劳浮肿，腰引小腹痛，两丸骞缩，溏泄，遗溺，阴痛，面目苍色，胸胁支满，足寒，肝心痛，苍然如死状，终日不休息，大便难，便血，小便淋，小肠疝气痛，癞疝，小便不利，呕血呕逆，发寒，嗌干善渴，肘肿，内踝前痛，淫泺，胻酸，腋下马刀疡瘘，唇肿，女子漏下不止，小儿卒疝。

中封一名悬泉　足内踝骨前一寸筋里宛宛中；《素注》一寸半，仰足取陷中，伸足乃得之。足厥阴肝脉所行为经金。《铜人》针四分，留七呼，灸三壮。主疟疟，色苍苍发振寒，小腹肿痛，食快快绕脐痛，五淋不得小便，足厥冷，身黄有微热，不嗜食，身体不仁，寒疝，腰中痛，或身微热，痿厥失精，筋挛，阴缩入腹相引痛。

蠡沟一名交仪　内踝上五寸。足厥阴络，别走少阳。《铜人》针二分，留三呼，灸三壮。《下经》灸七壮。主疝痛，小腹胀满，暴痛如癃闭，数噫，恐悸，少气不足，悒悒不乐，咽中闷如有息肉，背拘急不可俯仰，小便不利，脐下积气如石，足胫寒酸，屈伸难，女子赤白带下，月水不调，气逆则睾丸卒痛，实则挺长，泻之；虚则暴痒，补之。

中都一名中郄　内踝上七寸，胻骨中，与少阴相直。《铜人》针三分，灸五壮。主肠澼，癀疝，小腹痛不能行立，胫寒，妇人崩中，产后恶露不绝。

膝关 犊鼻下二寸旁陷中。《铜人》针四分，灸五壮。主风痹，膝内廉痛引髌，不可屈伸，咽喉中痛。

曲泉 膝股上内侧，辅骨下，大筋上，小筋下陷中，屈膝横纹头取之。足厥阴肝脉所入为合水，肝虚则补之。《铜人》针六分，留十呼，灸三壮。主瘖疝，阴股痛，小便难，腹胁支满，癃闭，少气，泄利，四肢不举，实则身目眩痛，汗不出，目䀮䀮，膝关痛，筋挛不可屈伸，发狂，衄血下血，喘呼，小腹痛引咽喉，房劳失精，身体极痛，泄水下痢脓血，阴肿，阴茎痛，腑肿，膝胫冷疼，女子血瘕，按之如汤浸股内，小腹肿，阴挺出，阴痒。

阴包 膝上四寸股内廉两筋间，卷足取之。看膝内侧，必有槽中。《铜人》针六分，灸三壮。《下经》针七分。主腰尻引小腹痛，小便难，遗溺，妇人月水不调。

五里 气冲下三寸，阴股中动脉应手。《铜人》针六分，灸五壮。主肠中满，热闭不得溺，风劳嗜卧。

阴廉 羊矢下，去气冲二寸动脉中。《铜人》针八分，留七呼，灸三壮。主妇人绝产，若未经生产者，灸三壮，即有子。

章门 一名长平，一名胁髎 大横外，直季胁肋端，在脐上二寸，两旁六寸，侧卧，屈上足，伸下足，举臂取之。又云：肘尖尽处是穴。脾之募。足少阳、厥阴之会。《难经》曰：脏会章门。疏曰：脏病治此。《铜人》针六分，灸百壮。《明堂》日七壮，止五百壮。《素注》针八分，留六呼，灸三壮。主肠鸣盈盈然，食不化，胁痛不得卧，烦热口干，不嗜食，胸胁痛支满，喘息，心痛而呕，吐逆，饮食却出，腰痛不得转侧，腰脊冷疼，溺多白浊，伤饱身黄瘦，贲豚积聚，腹肿如鼓，脊强，四肢懈惰，善恐，少气厥逆，肩臂不举。

东垣曰：气在于肠胃者，取之太阴、阳明；不下，取三里、章门、中脘。

魏士珪妻徐病疝，自脐下上至于心皆胀满，呕吐烦闷，不进饮食。滑伯仁曰：此寒在下焦，为灸章门、气海。

期门 直乳二肋端，不容旁一寸五分。又曰：乳旁一寸半，直下又一寸半。肝之募，足厥阴、太阴、阴维之会。《铜人》针四分，灸五壮。主胸中烦热，贲豚上下，目青而呕，霍乱泄利，腹坚硬，大喘不得安卧，胁下积气，伤寒心切痛，喜呕酸，食饮不下，食后吐水，胸胁痛支满，男子妇人血结胸满，面赤火燥，口干消渴，胸中痛不可忍。伤寒过经不解，热入血室，男子则由阳明而伤，下血谵语，妇人月水适来，邪乘虚而入，及产后余疾。

一妇人患热入血室，许学士云：小柴胡已迟，当刺期门。针之，如言而愈。

太阳与少阳并病，头项强痛，或眩，如结胸心下痞硬者，当刺大椎第二行肺俞、肝俞，慎不可发汗，发汗则谵语。五六日谵语不止，当刺期门。

任脉图

任脉经穴歌

任脉三八起阴会，曲骨中极关元锐，

石门气海阴交仍，神阙水分下脘配。

建里中上脘相连，巨阙鸠尾蔽骨下，

中庭膻中慕玉堂，紫宫华盖璇玑夜，

天突结喉是廉泉，唇下宛宛承浆舍二十四穴。

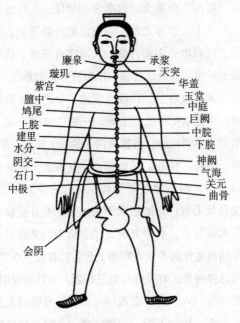

任脉图

此经不取井荥输合也。

脉起中极之下，以上毛际，循腹里上关元，至喉咙，属阴脉之海。以人之脉络，周流于诸阴之分，譬犹水也，而任脉则为之总会，故名曰阴脉之海焉。用药当分男女，月事多主冲任，是任之为言妊也，乃夫人生养之本，调摄之源。督则由会阴而行背，任则由会阴而行腹，人身之有任督，犹天地之有子午也。人身之任督，以腹背言；天地之子午，以南北言，可以分，可以合者也。分之以见阴阳之不杂，合之以见浑沦之无间，一而二，二而一也。但在僧道，不明此脉，各执所尚，禁食、禁足、禁语、断臂、燃指、烧身、枯坐而亡，良可悲夫！间有存中黄一事，而待神气凝聚者，有运三华五气之精，而洗骨伐毛者；有搬运周天火候者；有日运脐、夜运泥丸炼体者；有呼九灵、注三精而归灵府者；有倒斗柄而运化机者；有默朝上帝者；有服气吞霞者；有闭息存神者；有采炼日精月华者；有吐纳导引者；有单运气行火候者；有投胎夺舍者；有旁门九品渐法三乘者，种种不同，岂离任督。盖明任督以保其身，亦犹明君能爱民以安其国也。民毙国亡，任衰身谢，是以上人哲士，先依前注，导引各经，调养纯熟，即仙家之能筑基是也。然后扫除妄念，以静定为基本，而收视返听，含光默默，调息绵绵，握固内守，注意玄关，顷刻水中火发，雪里花开，两肾如汤煎，膀胱似火热，任督犹车轮，四肢若山石，一饭之间，天机自动，于是轻轻然运，默默然举，微以意定，则金水自然混融，水火自然升降，如桔棹之呼水，稻花之凝露，忽然一粒大如黍米，落于黄庭之中。此采铅投汞之真秘，予不揣鄙陋，扫却旁蹊曲径，指出一条大路，使人人可行也。到此之时，意不可散，意散则丹不成矣。紫阳真人曰：真汞生于离，其用却在坎，姹女过南园，手持玉橄榄。正此谓也。日日行之无间断，无毫发之差，如是炼之一刻，则一刻之周天；炼之一时，则一时之周天；炼之一日，则一日之周天；炼之百日，则百日之周天，谓之立基。炼之十月，谓之胎仙。功夫至此，身心混沌，与虚空等，不知身之为我，我之为身，亦不知神之为气，气之为神，不规中而自规中，不胎息而自胎息，水不求而自生，火不求而自出，虚室生白，黑地引针，不知其所以然而然，亦不知任之为督，督之为任也。至于六害不除，十少不存，五要不调，虽为小节之常，终为大道之累。何名六害？一曰薄名利，二曰禁声色，三曰廉货财，四曰损滋味，五曰屏虚妄，六曰除嫉妒，六者有一，卫生之道远，而未见其有得也。虽心希妙理，口念真经，咀嚼英华，呼吸景象，不能补其失也。何名十少？一曰少思，二曰少念，三曰少笑，四曰少言，五曰少饮，六曰少怒，七曰少乐，八曰少愁，九曰少好，曰少机。夫多思则神散，多念则心劳，多笑则肺腑上翻，多言则气血虚耗，多饮则伤神损寿，多怒则腠理奔浮，多乐则心神邪荡，多愁则头面焦枯，多好则志气溃散，多机则志虑沉迷。兹乃伐人之生，甚于斤斧；蚀人之性，猛于豺狼也。卫生者，戒之哉！

考正穴法

会阴 一名屏翳　两阴间，任、督、冲三脉所起。督由会阴而行背，任由会阴而行腹，冲由会阴而行足少阴。《铜人》灸三壮。《指微》禁针。主阴汗，阴头疼，阴中诸病，前后相引痛，不得大小便，男子阴端寒冲心，窍中热，皮疼痛，谷道搔痒，久痔相通，女子经水不通，阴门肿痛。卒死者，针一寸补之；溺死者，令人倒拖出水，针补，尿屎出则活，余不可针。

曲骨 横骨上，中极下一寸，毛际陷中，动脉应手。足厥阴、任脉之会。《铜人》灸七壮，至七七壮，针二寸。《素注》针六分，留七呼。又云：针一寸。主失精，五脏虚弱，虚乏冷极，小腹胀满，小便淋涩不通，癫疝，小腹痛，妇人赤白带下。

中极一名玉泉，一名气原 关元下一寸，脐下四寸。膀胱之募。足三阴、任脉之会。《铜人》针八分，留十呼，得气即泻，灸百壮，至三百壮止。《明堂》灸不及针，日三七壮。《下经》灸五壮。主冷气积聚，时上冲心，腹中热，脐下结块，贲豚抢心，阴汗水肿，阳气虚惫，小便频数，失精绝子，疝瘕，妇人产后恶露不行，胎衣不下，月事不调，血结成块，子门肿痛不端，小腹苦寒，阴痒而热，阴痛，恍惚尸厥，饥不能食，临经行房羸瘦，寒热，转脬不得尿，妇人断绪，四度针即有子。

关元 脐下三寸。小肠之募。足三阴、任脉之会。下纪者，关元也。《素注》针一寸二分，留七呼，灸七壮。又云：针二寸。《铜人》针八分，留三呼，泻五吸，灸百壮，止三百壮。《明堂》娠妇禁针，若针而落胎，胎多不出，针外昆仑立出。主积冷虚乏，脐下绞痛，流入阴中，发作无时，冷气结块痛；寒气入腹痛，失精白浊，溺血七疝，风眩头痛，转脬闭塞，小便不通、黄赤，劳热，石淋五淋，泄利，奔豚抢心，脐下结血，状如覆杯，妇人带下，月经不通，绝嗣不生，胞门闭塞，胎漏下血，产后恶露不止。

石门一名利机，一名精露，一名丹田，一名命门 脐下二寸。三焦募也。《铜人》灸二七壮，止一百壮。《甲乙》针八分，留三呼，得气即泻。《千金》针五分。《下经》灸七壮。《素注》针六分，留七呼。妇人禁针、禁灸，犯之绝子。主伤寒，小便不利，泄利不禁，小腹绞痛，阴囊入小腹，贲豚抢心，腹痛坚硬，卒疝绕脐，气淋血淋，小便黄，呕吐血，不食谷，谷不化，水肿，水气行皮肤，小腹皮敦敦然，气满，妇人因产恶露不止，结成块，崩中漏下。

气海—名脖胦，一名下肓　脐下一寸半宛中。男子生气之海。《铜人》针八分，得气即泻，泻后宜补之，可灸百壮。《明下》灸七壮。主伤寒，饮水过多，腹胀肿，气喘心下痛，冷病面赤，脏虚气惫，真气不足，一切气疾久不瘥，肌体羸瘦，四肢力弱，贲豚七疝，小肠膀胱肾余，癥瘕结块，状如覆杯，腹暴胀，按之不下，脐下冷气痛，中恶脱阳欲死，阴症卵缩，四肢厥冷，大便不通，小便赤，卒心痛，妇人临经行房羸瘦，崩中，赤白带下，月事不调，产后恶露不止，绕脐疝痛，闪着腰疼，小儿遗尿。

浦江郑义宗患滞下昏仆，目上视，溲注汗泄，脉大，此阴虚阳暴绝，得之病后酒色。丹溪为灸气海渐苏，服人参膏数斤愈。

阴交—名横户　脐下一寸，当膀胱上际。三焦之募。任脉、少阴、冲脉之会。《铜人》针八分，得

气即泻，泻后宜补，灸百壮。《明堂》灸不及针，日
三七壮，止百壮。主气痛如刀搅，腹填坚痛，下引
阴中，不得小便，两丸骞，疝痛，阴汗湿痒，腰膝
拘挛，脐下热，鬼击，鼻出血，妇人血崩，月事不
绝，带下，产后恶露不止，绕脐冷痛，绝子，阴痒，
贲豚上腹，小儿陷囟。

神阙一名气舍　当脐中。《素注》禁针，针之使
人脐中恶疡溃，屎出者死，灸三壮。《铜人》灸百
壮。主中风不省人事，腹中虚冷，伤败脏腑，泄利
不止，水肿鼓胀，肠鸣状如流水声，腹痛绕脐，小
儿奶利不绝，脱肛，风痫，角弓反张。

徐平仲中风不苏，桃源簿为灸脐中百壮始苏；
不起，再灸百壮。

水分一名分水　下脘下一寸，脐上一寸，穴当
小肠下口。至是而泌别清浊，水液入膀胱，渣滓入
大肠，故曰水分。《素注》针一寸。《铜人》针八分，
留三呼，泻五吸。水病灸大良。又云：禁针。针之
水尽即死。《明堂》水病灸七七壮，止四百壮，针五
分，留三呼。《资生》云：不针为是。主水病，腹坚

肿如鼓，转筋，不嗜食，肠胃虚胀，绕脐痛冲心，腰脊急强，肠鸣状如雷声，上冲心，鬼击，鼻出血，小儿陷囟。

下脘 建里下一寸，脐上二寸，穴当胃下口，小肠上口，水谷于是入焉。足太阴、任脉之会。《铜人》针八分，留三呼，泻五吸，灸二七壮，止二百壮。主脐下厥气动，腹坚硬，胃胀，羸瘦，腹痛，六腑气寒，谷不转化，不嗜食，小便赤，痞块连脐上厥气动，日渐瘦，脉厥动，翻胃。

建里 中脘下一寸，脐上三寸。《铜人》针五分，留十呼，灸五壮。《明堂》针一寸二分。主腹胀，身肿，心痛，上气，肠中疼，呕逆，不嗜食。

中脘一名太仓 上脘下一寸，脐上四寸，居心蔽骨与脐之中。手太阳、少阳、足阳明、任脉之会。上纪者，中脘也。胃之募也。《难经》曰：腑会中脘。疏曰：腑病治此。《铜人》针八分，留七呼，泻五吸，疾出针。灸二七壮，止二百壮。《明堂》日灸二七壮，止四百壮。《素注》针一寸二分，灸七壮。主五膈，喘息不止，腹暴胀，中恶，脾疼，饮食不进，翻胃，赤白痢，寒癖，气心疼，伏梁，心下如覆杯，心膨胀，面色痿黄，天行伤寒热不已，温疟先腹痛，先泻，霍乱，泻出不知，食饮不化，心痛，身寒，不可俯仰，气发噎。

东垣曰：气在于肠胃者，取之足太阴、阳明；不下，取三里、章门、中脘。又曰：胃虚而致太阴无所禀者，于足阳明募穴中引导之。

上脘—名胃脘　巨阙下一寸，脐上五寸。上脘、中脘属胃，络脾。足阳明、手太阳、任脉之会。《素注》《铜人》针八分，先补后泻。风痫热病，先泻后补，立愈。日灸二七壮，至百壮，未愈倍之。《明下》灸三壮。主腹中雷鸣相逐，食不化，腹疠刺痛，霍乱吐利，腹痛，身热，汗不出，翻胃呕吐食不下，腹胀气满，心忪惊悸，时呕血，痰多吐涎，奔豚，伏梁，二虫卒心痛，风痫，热病，马黄黄疸，积聚坚大如盘，虚劳吐血，五毒，痉不能食。

巨阙　鸠尾下一寸。心之募。《铜人》针六分，留七呼，得气即泻。灸七壮，止七七壮。主上气咳逆，胸满短气，背痛胸痛，痞塞，数种心痛，冷痛，

蛔虫痛，蛊毒猫鬼，胸中痰饮，先心痛，先吐，霍
乱不识人，惊悸，腹胀暴痛，恍惚不止，吐逆不食，
伤寒烦心，喜呕发狂，少气腹痛，黄疸，急疸，急
疫，咳嗽，狐疝，小腹胀噫，烦热，膈中不利，五
脏气相干，卒心痛，尸厥。妊娠子上冲心昏闷，刺
巨阙，下针令人立苏不闷；次补合谷，泻三阴交，
胎应针而落，如子手掬心，生下手有针痕；顶母心
向前，人中有针痕；向后枕骨有针痕，是验。

按《十四经发挥》云：凡人心下有膈膜，前齐
鸠尾，后齐十一椎，周围着脊，所以遮隔浊气，不
使上熏心肺，是心在膈上也。难产之妇，若子上冲，
至膈则止。况儿腹中又有衣胞裹之，岂能破膈掬心
哉？心为一身之主，神明出焉，不容小有所犯，岂
能被冲掬而不死哉？盖以其上冲近心，故云尔。如
胃脘痛曰心痛之类是也，学者不可以辞害意。

鸠尾一名尾翳，一名䯏骭　在两歧骨下一寸。
曰鸠尾者，言其骨垂下如鸠尾形。任脉之别。《铜
人》禁灸，灸之令人少心力，大妙手方针，不然针
取气多，令人夭。针三分，留三呼，泻五吸，肥人

倍之。《明堂》灸三壮。《素注》不可刺灸。主息贲，热病，偏头痛引目外眦，噫喘，喉鸣，胸满咳呕，喉痹咽肿，水浆不下，癫痫狂走，不择言语，心中气闷，不喜闻人语，咳唾血，心惊悸，精神耗散，少年房劳，短气少气。

又《灵枢经》云：膏之原，出于鸠尾。

中庭 膻中下一寸六分陷中。《铜人》灸五壮，针三分。《明堂》灸三壮。主胸胁支满，噎塞，食饮不下，呕吐食出，小儿吐奶。

膻中一名元儿 玉堂下一寸六分，横量两乳间陷中，仰而取之。足太阴、少阴、手太阳、少阳、任脉之会。《难经》曰：气会膻中。疏曰：气病治此。灸五壮。《明堂》灸七壮，止二七壮，禁针。主上气短气，咳逆，噎气，膈气，喉鸣喘嗽，不下食，胸中如塞，心胸痛，风痛，咳嗽，肺痈唾脓，呕吐涎沫，妇人乳汁少。

玉堂一名玉英 紫宫下一寸六分陷中。《铜人》灸五壮，针三分。主胸膺疼痛，心烦咳逆，上气，胸满不得息，喘息，呕吐寒痰。

紫宫 华盖下一寸六分陷中，仰面取之。《铜人》灸五壮，针三分，《明下》灸七壮。主胸胁支满，胸膺骨痛，饮食不下，呕逆上气，烦心，咳逆吐血，唾如白胶。

华盖 璇玑下一寸六分陷中，仰面取之。《铜人》针三分，灸五壮。《明下》灸三壮。主喘急上气，咳逆哮嗽，喉痹咽肿，水浆不下，胸胁支满痛。

璇玑 天突下一寸六分陷中，仰头取之。《铜人》灸五壮，针三分。主胸胁支满痛，咳逆上气，喉鸣喘不能言，喉痹咽痛，水浆不下，胃中有积。

天突一名天瞿 在颈结喉下一寸宛宛中。阴维、任脉之会。《铜人》针五分，留三呼，得气即泻，灸亦得，不及针。若下针当直下，不得低手即五脏之气伤，人短寿。《明堂》灸五壮，针一分。《素注》针一寸，留七呼，灸三壮。主面皮热，上气咳逆，气暴喘，咽肿咽冷，声破，喉中生疮，喉猜猜喀脓血，喑不能言，身寒热，颈肿，哮喘，喉中翕翕如水鸡声，胸中气梗梗，夹舌缝青脉，舌下急，心与背相控而痛，五噎，黄疸，醋心，多睡，呕吐，瘿瘤。

许氏曰：此穴一针四效。凡下针后良久，先脾磨食，觉针动为一效；次针破病根，腹中作声为二效；次觉流入膀胱为三效；然后觉气流行，入腰后肾堂间为四效矣。

廉泉一名舌本　颈下结喉上中央，仰面取之。阴维、任脉之会。《素注》低针取之，针一寸，留七呼。《铜人》灸三壮，针三分，得气即泻。《明堂》针二分。主咳嗽上气，喘息，呕沫，舌下肿难言，舌根缩急不食，舌纵涎出，口疮。

承浆一名悬浆　唇棱下陷中，开口取之。大肠脉、胃脉、督脉、任脉之会。《素注》针二分，留五呼，灸三壮。《铜人》灸七壮，止七七壮。《明堂》针三分，得气即泻，留三呼，徐徐引气而出。日灸七壮，过七七停四五日后，灸七七壮。若一向灸，恐足阳明脉断，其病不愈，停息复灸，令血脉通宣，其病立愈。主偏风，半身不遂，口眼㖞斜，面肿消渴，口齿疳蚀生疮，暴喑不能言。

督脉图

督脉经穴歌

督脉中行二十七，长强腰俞阳关密，

命门悬枢接脊中，筋缩至阳灵台逸，

神道身柱陶道长，大椎平肩二十一，

哑门风府脑户深，强间后顶百会率，

前顶囟会上星圆，神庭素髎水沟窟，

兑端开口唇中央，龈交唇内任督毕二十七穴。

此经不取井荥输合也。

脉起下极之腧，并于脊里，上至风府，入脑上巅，循额至鼻柱，属阳脉之海。以人之脉络，周流于诸阳之分，譬犹水也，而督脉则为之都纲，故名曰海焉。用药难拘定法，针灸贵察病源。

要知任督二脉一功，元将四门外闭，两目内观，默想黍米之珠，权作黄庭之主。却乃徐徐咽气一口，缓缓纳入丹田。冲起命门，引督脉过尾闾，而上升泥丸；追动性元，引任脉降重楼，而下返气海。二脉上下，旋转如圆；前降后升，络绎不绝。心如止水，身似空壶，即将谷道轻提，鼻息渐闭。倘或气急，徐徐咽之；若乃神昏，勤加注想。意倦放参，久而行之，关窍自开，脉络流通，百病不作。广成子曰：丹灶河牢休砭砭。此之谓也。督任原是通真路，丹经设作许多言，予今指出玄机理，但愿人人寿万年！

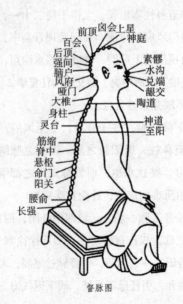

前顶　囟会上星
百会　　　神庭
后顶
强间
脑户　　　　　素髎
风府　　　　　水沟
哑门　　　　　兑端
大椎　　　　　龈交
身柱　　　　陶道
灵台　　　　神道
　　　　　　至阳
筋缩
脊中
悬枢
命门
阳关
腰俞
长强

督脉图

考正穴法

长强一名气之阴郄，一名厥骨　脊骶骨端计三分，伏地取之。足少阴、少阳之会。

督脉络，别走任脉。《铜人》针三分，转针以大痛为度。灸不及针，日灸三十壮，止二百壮，此痔根本。《甲乙》针二分，留七呼。《明堂》灸五壮。主肠风下血，久痔瘘，腰脊痛，狂病，大小便难，头重，洞泄，五淋，疳蚀下部，小儿囟陷，惊痫瘛疭，呕血，惊恐失精，瞻视不正。慎冷食、房劳。

腰俞一名背解，一名髓孔，一名腰柱，一名腰户　二十一椎下宛宛中，以挺身伏地舒身，两手相重支额，纵四体后，乃取其穴。《铜人》针八分，留三呼，泻五吸。灸七壮，至七七壮。慎房劳、举重强力。《明堂》灸三壮。主腰胯腰脊痛，不得俯仰，温疟汗不出，足痹不仁，伤寒四肢热不已，妇人月水闭，溺赤。

阳关　十六椎下，坐而取之。《铜人》针五分，灸三壮。主膝外不可屈伸，风痹不仁，筋挛不行。

命门一名属累　十四椎下，伏而取之。《铜人》

针五分，灸三壮。主头痛如破，身热如火，汗不出，寒热痎疟，腰腹相引，骨蒸五脏热，小儿发痫，张口摇头，身反折角弓。

悬枢 十三椎下，伏而取之。《铜人》针三分，灸三壮。主腰脊强不得屈伸，积气上下行，水谷不化，下利，腹中留疾。

脊中一名神宗，一名脊俞 十一椎下，俯而取之。《铜人》针五分，得气即泻。禁灸，灸之令人腰伛偻。主风痫癫邪，黄疸，腹满，不嗜食，五痔便血，温病，积聚，下利，小儿脱肛。

筋缩 九椎下，俯而取之。《铜人》针五分，灸三壮。《明下》灸七壮。主癫疾狂走，脊急强，目转反戴，上视，目瞪，痫病多言，心痛。

至阳 七椎下，俯而取之。《铜人》针五分，灸三壮。《明下》灸七壮。主腰脊痛，胃中寒气，不能食，胸胁支满，身羸瘦，背中气上下行，腹中鸣，寒热解㑊，淫泺胫酸，四肢重痛，少气难言，卒疰忤攻心胸。

灵台 六椎下，俯而取之。《铜人》缺治病。见

《素问》。今俗灸之，以治气喘不能卧，火到便愈。禁针。

神道 五椎下，俯而取之。《铜人》灸七七壮，止百壮，禁针。《明下》灸三壮，针五分。《千金》灸五壮。主伤寒发热，头痛，进退往来，痎疟，恍惚，悲愁健忘，惊悸，失欠，牙车蹉，张口不合，小儿风痫。瘛疭，可灸七壮。

身柱 三椎下，俯而取之。《铜人》针五分，灸七七壮，止百壮。《明堂》灸五壮。《下经》灸三壮。主腰脊痛，癫病狂走，瘛疭，怒欲杀人，身热，妄言见鬼，小儿惊痫。

《难经》云：治洪长伏三脉，风痫发狂，恶人与火，灸三椎、九椎。

陶道 一椎下，俯而取之。足太阳、督脉之会。《铜人》灸五壮，针五分。主痎疟寒热，洒淅脊强，烦满，汗不出，头重，目瞑，瘛疭，恍惚不乐。

大椎 一椎上，陷者宛宛中。手足三阳、督脉之会。《铜人》针五分，留三呼，泻五吸，灸以年为壮。主肺胀胁满，呕吐上气，五劳七伤，乏力，温疟痰疟，气注背膊拘急，颈项强不得回顾，风劳食气，骨热，前板齿燥。

仲景曰：太阳与少阳并病，颈项强痛或眩冒，时如结胸，心下痞硬者，当刺大椎第一间。

哑门—名舌厌，一名舌横，一名喑门 项后入发际五分，项中央宛宛中，仰头取之。督脉、阳维之会。入系舌本。《素注》针四分。《铜人》针二分，可绕针八分，留三呼，泻五吸，泻尽更留针取之，禁灸，灸之令人哑。主舌急不语，重舌，诸阳热气盛，衄血不止，寒热风哑，脊强反折，瘛疭癫疾，头重风汗不出。

风府—名舌本 项后入发际一寸，大筋内宛宛中，疾言其肉立起，言休立下。足太阳、督脉、阳维之会。《铜人》针三分，禁灸，灸之使人失音。《明堂》针四分，留三呼。《素注》针四分。主中风，舌缓不语，振寒汗出，身重恶寒，头痛，项急不得回顾，偏风半身不遂，鼻衄，咽喉肿痛，伤寒狂走欲自杀，目妄视，头中百病，马黄黄疸。

《疟论》曰：邪客于风府，循膂而下，卫气一日夜大会于风府，明日日下一节，故其作晏，每至于风府则腠理开，腠理开则邪气入，邪气入则病作，以此日作稍益晏也。其出于风府，日下一节，二十五日下至骶骨，二十六日入于脊内，故日作益晏也。

昔魏武帝患风伤项急，华佗治此穴得效。

脑户一名合颅　枕骨上，强间后一寸半。足太阳、督脉之会。《铜人》禁灸，灸之令人哑。《明堂》针三分。《素注》针四分。《素问》刺脑户，入脑立死。主面赤目黄，面痛，头重肿痛，瘿瘤。此穴针灸俱不宜。

强间一名大羽　后顶后一寸半。《铜人》针二分，灸七壮。《明堂》灸五壮。主头痛目眩，脑旋烦心，呕吐涎沫，项强左右不得回顾，狂走不卧。

后顶一名交冲　百会后一寸半，枕骨上。《铜人》灸五壮，针二分。《明堂》针四分。《素注》针三分。主头项强急，恶风寒，风眩，目䀮䀮，额颅上痛，历节汗出，狂走癫疾不卧，痫发瘛疭，头偏痛。

百会一名三阳，一名五会，一名巅上，一名天满　前顶后一寸五分，顶中央旋毛中可容豆，直两耳尖。性理北溪陈氏曰：略退些子，犹天之极星居北。手足三阳、督脉之会。《素注》针二分。《铜人》灸七壮，止七七壮。凡灸头顶，不得过七壮，缘头顶皮薄，灸不宜多。针二分，得气即泻。又《素注》针四分。主头风中风，言语謇涩，口噤不开，偏风半身不遂，心烦闷，惊悸健忘，忘前失后，心神恍惚，无心力，疾疟，脱肛，风痫，青风，心风，角弓反张，羊鸣多哭，语言不择，发时即死，吐沫，汗出而呕，饮酒面赤，脑重鼻塞，头痛目眩，食无味，百病皆治。

虢太子尸厥，扁鹊取三阳五会，有间太子苏。唐高宗头痛，秦鸣鹤曰：宜刺百会出血。武后曰：岂有至尊头上出血之理。已而刺之，微出血，立愈。

前顶　囟会后一寸半骨间陷中。《铜人》针一分，灸三壮，止七七壮。《素注》针四分。主头风目眩，面赤肿，水肿，小儿惊痫，瘈疭，发即无时，鼻多清涕，顶肿痛。

囟会 上星后一寸陷中。《铜人》灸二七壮，至七七壮。初灸不痛，病去即痛，痛止灸。若是鼻塞，灸至四日渐退，七日顿愈。针二分，留三呼，得气即泻。八岁以下不可针，缘囟门未合，刺之恐伤其骨，令人夭。《素注》针四分。主脑虚冷，或饮酒过多，脑疼如破，衄血，面赤暴肿，头皮肿，生白屑风，头眩，颜青目眩，鼻塞不闻香臭，惊悸，目戴上不识人。

上星 一名神堂 神庭后入发际一寸陷中，容豆。《素注》针三分，留六呼，灸五壮。《铜人》灸七壮。以细三棱针，宣泄诸阳热气，无令上冲头目。主面赤肿，头风，头皮肿，面虚，鼻中息肉，鼻塞头痛，疟疾振寒，热病汗不出，目眩，目睛痛，不能远视，口鼻出血不止。不宜多灸，恐拔气上，令人目不明。

神庭 直鼻上入发际五分。足太阳、督脉之会。《素注》灸三壮。《铜人》灸二七壮，止七七壮。禁针，针则发狂，目失睛。主登高而歌，弃衣而走，角弓反张，吐舌，癫疾风痫，目上视不识人，头风目眩，鼻出清涕不止，目泪出，惊悸不得安寝，呕吐烦满，寒热头痛，喘渴。

岐伯曰：凡欲疗风，勿令灸多。缘风性轻，多即伤，惟宜灸七壮，至三七壮止。张子和曰：目肿、目翳，针神庭、上星、囟会、前顶，翳者可使立退，肿者可使立消。

素髎一名面正　鼻柱上端准头。此穴诸方阙治。《外台》不宜灸，针一分。《素注》针三分。主鼻中息肉不消，多涕，生疮鼻窒，喘息不利，鼻㖞僻，衄衃。

水沟一名人中　鼻柱下，沟中央，近鼻孔陷中。督脉、手足阳明之会。《素注》针三分，留六呼，灸三壮。《铜人》针四分，留五呼，得气即泻，灸不及针，日灸三壮，《明堂》日灸三壮。至二百壮。《下经》灸五壮。主消渴，饮水无度，水气遍身肿，失笑无时，癫痫语不识尊卑，乍哭乍喜，中风口噤，牙关不开，面肿唇动，状如虫行，卒中恶，鬼击，喘渴，目不可视，黄疸马黄，瘟疫，通身黄，口㖞僻。灸不及针，艾炷小雀粪大。水面肿，针此一穴，出水尽即愈。

兑端　唇上端。《铜人》针二分，灸三壮。主癫疾吐沫，小便黄，舌干消渴，衄血不止，唇吻强，齿龈痛，鼻塞，痰涎，口噤鼓颔，炷如大麦。

龈交　唇内齿上龈缝中，任、督、足阳明之会。《铜人》针三分，灸三壮。主鼻中息肉，蚀疮，鼻塞不利，额颊中痛，颈项强，目泪眵汁，牙疳肿痛，内眦赤痒痛，生白翳，面赤心烦，马黄黄疸，寒暑瘟疫。小儿面疮癣，久不除，点烙亦佳。

督任要穴图 杨氏

督脉

人病脊膂强痛，癫痫，背心热，狂走，鬼邪，目痛，大椎骨酸疼，斯乃督脉起于下极，并脊上行风府，起于尾闾，而生是病。可刺督脉人中穴。鼻柱下近孔陷中，针四分，灸亦可，不及针，昏晕及癫狂者甚效。

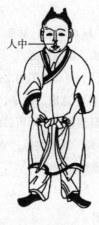

人中

督脉要穴图

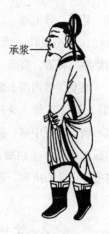

承浆

任脉要穴图

任脉

人病七疝八瘕，寒温不调，口舌生疮，头项强痛，斯乃任脉起于中极下，上毛循腹到关元，直至咽喉天突，过承浆而生是病。可刺任脉承浆穴，在颐间陷中，刺入同身寸三分，灸七壮，止七七壮。

奇经八脉歌 《医经小学》

督脉起自下极腧，并于脊里上风府，
过脑额鼻入龈交，为阳脉海都纲要。
任脉起于中极底，上腹循喉承浆里，
阴脉之海妊所谓。冲脉出胞循脊中，
从腹会咽络口唇，女人成经为血室，
脉并少阴之肾经，与任督本于阴会，
三脉并起而异行。阳跷起自足跟里，
循外踝上入风池。阴跷内踝循喉嗌，
本足阴阳脉别支。诸阴交起阴维脉，
发足少阴筑宾郄。诸阳会起阳维脉，
太阳之郄金门穴。带脉周回季胁间，
会于维道足少阳。所谓奇经之八脉，
维系诸经乃顺常。

奇经八脉《节要》

督脉者，起于少腹以下骨中央，女子入系廷孔，其孔溺孔之端也。其络循阴器，合篡间，绕篡后，别绕臀，至少阴与巨阳中络者合少阴，上股内后廉，贯脊属肾；与太阳起于目内眦，上额交巅上，入络脑，还出别下项，循肩膊内，夹脊抵腰中，入循膂，络肾，其男子循茎下至篡，与女子等；其少腹直上者，贯脐中央，上贯心，入喉，上颐环唇，上系两目之下中央。

督脉起于下极之腧，并于脊里，上至风府，入脑上巅，循额至鼻柱，属阳脉之海。其为病也，脊强而厥，凡二十七穴。穴见前。

任脉与冲脉，皆起于胞中，循脊里，为经络之海。其浮而外者，循腹上行，会于咽喉，别而络唇口。血气盛，则肌肉热。血独盛，则渗灌皮肤生毫毛。妇人有余于气，不足于血，以其月事数下，任冲并伤故也。任冲之交脉，不营于唇口，故髭须不生。

任脉起于中极之下，以上毛际，循腹里，上关元，至喉咽，属阴脉之海。其为病也，苦内结，男子为七疝，女子为瘕聚，凡二十四穴。穴见前。

冲脉者，与任脉皆起于胞中，上循脊里，为经络之海。其浮于外者，循腹上行，会于咽喉，别而络唇口。故曰：冲脉者，起于气冲，并足少阴之经，夹脐上行，至胸中而散。其为病也，令人逆气而里急。《难经》则曰并足阳明之经，以穴考之，足阳明夹脐左右各二寸而上行，足少阴夹脐左右各一寸而上行。《针经》所载，冲任与督脉，同起于会阴，其在腹也，行乎幽门、通谷、阴都、石关、商曲、肓俞、中注、四满、气穴、大赫、横骨。凡二十二穴，皆足少阴之分也。然则冲脉，并足少阴之经明矣。

幽门巨阙旁　通谷上脘旁　阴都通谷下　石关阴都下　商曲石关下　肓俞商曲下　中注肓俞下　四满中注下　气穴四满下　大赫气穴下　横骨大赫下

带脉者，起于季胁，回身一周。其为病也，腹满，腰溶溶如坐水中。其脉气所发，正名带脉，以其回身一周如带也。又与足少阳会于带脉、五枢、维道，此带脉所发。凡六穴。

带脉季胁下一寸八分　五枢带脉下三寸　维道章门下五寸三分

阳跷脉者，起于跟中，循外踝上行，入风池。其为病也，令人阴缓而阳急。两足跷脉，本太阳之别，合于太阳，其气上行，气并相还则为濡目，气不营则目不合；男子数其阳，女子数其阴，当数者为经，不当数者为络也。跷脉长八尺。所发之穴：生于申脉，本于仆参，郄于附阳，与足少阳会于居髎，又与手阳明会于肩髃及巨骨，又与手太阳、阳维会于臑俞，又与手足阳明会于地仓及巨髎，又与任脉、足阳明会于承泣。凡二十穴。

申脉外踝下　仆参跟骨下　附阳外跟上　居髎章门下　肩髃肩端　巨骨肩端　臑俞肩髃后胛骨上廉　地仓口吻旁　巨髎鼻两旁　承泣目下七分

阴跷脉者，亦起于跟中，循内踝上行，至咽喉，交贯冲脉。其为病也，令人阳缓而阴急。故曰跷脉者，少阴之别，起于然谷之后，上内踝之上，直上阴，循阴股入阴，上循胸里，入缺盆，上出人迎之前，入鼻，属目内眦，合于太阳。女子以之为经，男子以之为络。两足蹻脉，长八尺，而阴蹻之郄在交信，阴蹻病者取此。凡四穴。

照海足内踝下　交信内踝上

阳维脉者，维于阳。其脉起于诸阳之会，与阴维皆维络于身。若阳不能维于阳，则溶溶不能自收持。其脉气所发：别于金门，郄于阳交，与手太阳及阳蹻脉会于臑俞，又与手少阳会于臑会，又与手足少阳会于天髎，又与手足少阳、足阳明会于肩井；其在头也，与足少阳会于阳白，上于本神及临泣、目窗，上至正营、承灵，循于脑空，下至风池、日月；其与督脉会，则在风府及哑门。其为病也，苦寒热。凡三十二穴。

金门足外踝下　阳交外踝上　臑俞肩后胛上　臑会肩前廉　天髎缺盆上　肩井肩头上　阳白眉上　本神曲差旁　临泣目上　目窗临泣后　正营目窗后　承灵正营后　脑空承灵后　风池脑空下　日月期门

下　风府　哑门

阴维脉者，维于阴。其脉起于诸阴之交。若阴不能维于阴，则怅然失志。其脉气所发：阴维之郄，名曰筑宾，与足太阴会于腹哀、大横，又与足太阴、厥阴会于府舍、期门，与任脉会于天突、廉泉。其为病也，苦心痛。凡一十二穴。

筑宾内踝上　腹哀日月下　大横腹哀下　府舍腹结下　期门乳下　天突结喉下　廉泉结喉上

十五络脉歌《医经小学》

人身络脉一十五，我今逐一从头举：
手太阴络为列缺，手少阴络即通里，
手厥阴络为内关，手太阳络支正是，
手阳明络偏历当，手少阳络外关位，
足太阳络号飞扬，足阳明络丰隆记，
足少阳络为光明，足太阴络公孙寄，
足少阴络名大钟，足厥阴络蠡沟配，
阳督之络号长强，阴任之络为屏翳，

脾之大络为大包，十五络名君须记。

十五络脉穴辨 《医统》

十五络脉者，十二经之别络而相通焉者也。其余三络，为任督二脉之络；脾之大络，总统阴阳诸络，灌溉于脏腑者也。《难经》谓三络为阳跷阴跷二络，尝考之无穴可指。且二跷亦非十四经之正也。《针灸节要》以为任络曰屏翳，督络曰长强，诚得《十四经发挥》之正理，加以脾之大络曰大包，此合十五络也。

十五络脉 《节要》

手太阴之别络，名曰列缺。起于腕上分间，并太阴之经，直入掌中，散入鱼际。其病实则手锐掌热，泻之；虚则欠欯，小便遗数，补之。去腕寸半，别走阳明也。

手少阴之别络，名曰通里。去腕一寸，别走太阳，循经入于心中，系舌本，属目系。实则支膈，泻之；虚则不能言，补之。

手厥阴之别络，名曰内关。去掌二寸两筋间，别走少阳，循经上系于心包络心系。实则心痛，泻之；虚则头强，补之。

手太阳之别络，名曰支正。上腕五寸，别走少阴；其别者，上走肘，络肩髃。实则节弛肘废，泻之；虚则生疣，小者如指痂疥，补之。

手阳明之别络，名曰偏历。去腕三寸，别走太阴；其别者，上循臂，乘肩髃，上曲颊遍齿；其别者，入耳，合于宗脉。实则龋聋，泻之；虚则齿寒痹膈，补之。

手少阳之别络，名曰外关。去腕二寸，外绕臂，注胸中，别走手厥阴。实则肘挛，泻之；虚则不收，补之。

足太阳之别络，名曰飞扬。去踝七寸，别走少阴。实则鼽窒，头背痛，泻之；虚则鼽衄，补之。

足少阳之别络，名曰光明。去踝五寸，别走厥阴，下络足跗。实则厥，泻之；虚则痿躄，坐不能起，补之。

足阳明之别络，名曰丰隆。去踝八寸，别走太阴；其别者，循胫骨外廉，上络头项，合诸经之气，下络喉嗌。其病气逆则喉痹，卒喑；实则狂癫，泻之；虚则足不收，胫枯，补之。

足太阴之别络，名曰公孙。去本节之后一寸，别走阳明；其别者，入络肠胃。厥气上逆则霍乱，实则肠中切痛，泻之；虚则鼓胀，补之。

足少阴之别络，名曰大钟。当踝后绕跟，别走太阳；其别者，并经上走于心包下，外贯腰脊，其病气逆烦闷，实则闭癃，泻之；虚则腰痛，补之。

足厥阴之别络，名曰蠡沟。去内踝五寸，别走少阳。其别者，径胫上睾，结于茎。其病气逆则睾肿，卒疝；实则挺长，泻之；虚则暴痒，补之。

任脉之别络，名曰屏翳。下鸠尾，散于腹。实则腹皮痛，泻之；虚则痒搔，补之。

督脉之别络，名曰长强。夹膂上项，散头上，下当肩胛左右，别走任脉，入贯膂，实则脊强，泻之；虚则头重高摇，补之。

脾之大络，名曰大包。出渊液下三寸，布胸胁。实则身尽痛，泻之；虚则百节尽皆纵，补之。

凡此十五络者，实则必见，虚则必下，视之不见，求之上下。人经不同，络脉异所别也。

十二经筋《节要》

足太阳之筋，起于足小指，上结于踝，斜上结于膝；其下循足外侧，结于踵，上循跟，结于腘；其别者，结于腨外，上腘中内廉，与腘中并上结于臀，上夹脊上项；其支者，别入结于舌本；其直者，结于枕骨，上头，下颔，结于鼻；其支者，为目上网，下结于頄；其支者，从腋后外廉结于肩髃；其支者，入腋下，上出缺盆，上结于完骨；其支者，出缺盆，斜上出于頄。其病小指支，跟踵痛，腘挛，脊反折，项筋急，肩不举，腋支缺盆中纽痛，不可左右摇。治在燔针劫刺，以知为数，以痛为输，名曰仲春痹也。

足少阳之筋，起于小指次指，上结外踝，上循胫外廉，结于膝外廉；其支者，别起外辅骨，上走髀，前者结于伏兔之上，后者结于尻；其直者，上乘䏚季胁，上走腋前廉，系于膺乳，结于缺盆；直者，上出腋，贯缺盆，出太阳之前，循耳后，上额角，交巅上，下走颌，上结于頄；支者，结于目眦为外维。其病小指次指支，转筋，引膝外转筋，膝不可屈伸，腘筋急，前引髀，后引尻，即上乘䏚季胁痛，上引缺盆、膺乳、颈。维筋急，从左之右，右目不开；上过右角，并跷脉而行，左络于右，故伤左角，右足不用，命曰维筋相交。治在燔针劫刺，以知为数，以痛为输，名曰孟春痹也。

足阳明之筋，起于中三指，结于跗上，斜外上加于辅骨，上结于膝外廉，直上结于髀枢，上循胁属脊；其直者，上循骭，结于膝；其支者，结于外辅骨，合少阳；其直者，上循伏兔，上结于髀，聚于阴器，上腹而布，至缺盆而结，上颈，上夹口，合于頄，下结于鼻，上合于太阳，太阳为目上网，阳明为目下网；其支者，从颊结于耳前。其病足中指支，胫转筋，脚跗坚，伏兔转筋，髀前肿，㿉疝，腹筋急，引缺盆及颊，卒口僻，急者目不合，热则筋纵，目不开；颊筋有寒则急，引颊移口，有热则筋弛纵，缓不胜收，故僻。治之以马膏，膏其急者；以白酒和桂，以涂其缓者，以桑钩钩之；即以生桑灰置之坎中，高下以坐等，以膏熨急颊，且饮美酒，啖美炙肉；不饮酒者，自强也，为之三拊而已。治在燔针劫刺，以知为数，以痛为输，名曰季春痹也。

足太阴之筋，起于大指之端内侧，上结于内踝；其直者，络于膝内辅骨，上循阴股，结于髀，聚于阴器，上腹结于脐，循腹里，结于肋，散于胸中；其内者，着于脊。其病足大指支，内踝痛，转筋痛，膝内辅骨痛，阴股引髀而痛，阴器纽痛，下引脐两胁痛，引膺中脊内痛。治在燔针劫刺，以知为数，以痛为输，名曰孟秋痹也。

足少阴之筋，起于小指之下，并足太阴之筋，斜走内踝之下，结于踵，与太阳之筋合，而上结于内辅之下，并太阴之筋而上，循阴股，结于阴器，循脊内，夹膂，上至项，结于枕骨，与足太阳之筋合。其病足下转筋，及所过而结者，皆痛及转筋。

病在此者主瘈疭及痉，在外者不能俯，在内者不能仰。故阳病者，腰反折不能俯，阴病者不能仰。治在燔针劫刺，以知为数，以痛为输。在内者，熨引饮药，此筋折纽，纽发数甚者死不治，名曰仲秋痹也。

足厥阴之筋，起于大指之上，上结于内踝之前，上循胫，上结内辅之下，上循阴股，结于阴器，络诸筋。其病足大指支，内踝之前痛，内辅痛，阴股痛转筋，阴器不用，伤于内则不起，伤于寒则阴缩入，伤于热则纵挺不收，治在行水清阴气。其病转筋者，治在燔针劫刺，以知为数，以痛为输，名曰季秋痹也。

手太阳之筋，起于小指之上，结于腕，上循臂内廉，结于肘内锐骨之后，弹之应小指之上，入结于腋下；其支者，后走腋后廉，上绕肩胛，循颈，出走太阳之前，结于耳后完骨；其支者，入耳中；直者，出耳上，下结于颔，上属目外眦。其病小指支，肘内锐骨后廉痛，循臂阴，入腋下，腋下痛，腋后廉痛，绕肩胛引颈而痛，应耳中鸣痛引颔，目瞑良久乃得视，颈筋急，则为筋痿，颈肿寒热在颈者，治在燔针劫刺之，以知为数，以痛为输。其为肿者，复而锐之。本支者，上曲牙，循耳前属目外眦，上颌，结于角，其病当所过者支转筋。治在燔针劫刺，以知为数，以痛为输，名曰仲夏痹也。

手少阳之筋，起于小指次指之端，结于腕中，循臂，结于肘，上绕臑外廉，上肩，走颈，合手太阳；其支者，当曲颊入系舌本；其支者，上曲牙，循耳前，属目外眦，上乘颌，结于角。其病当所过者，即支转筋，舌卷。治在燔针劫刺，以知为数，以痛为输，名曰季夏痹也。

手阳明之筋，起于大指次指之端，结于腕，上循臂，上结于肘外，上臑，结于髃；其支者，绕肩胛，夹脊；直者从肩髃上颈；其支者，上颊，结于頄；直者，上出手太阳之前，上左角，络头，下右颔。其病当所过者支痛及转筋，肩不举，颈不可左右视。治在燔针劫刺，以知为数，以痛为输，名曰孟夏痹也。

手太阴之筋，起于大指之上，循指上行，结于鱼后，行寸口外侧，上循臂，结肘中，上臑内廉，入腋下，出缺盆，结肩前髃，上结缺盆，下结胸里，散贯贲，合贲下抵季胁。其病当所过者支转筋，痛甚成息贲，胁急吐血。治在燔针劫刺，以知为数，以痛为输，名曰仲冬痹也。

手厥阴之筋，起于中指，与太阴之筋并行，结于肘内廉，上臂阴，结腋下，下散前后夹胁；其支者，入腋，散胸中，结于臂。其病当所过者支转筋，前及胸痛息贲。治在燔针劫刺，以知为数，以痛为输，名曰孟冬痹也。

手少阴之筋，起于小指之内侧，结于锐骨，上结肘内廉，上入腋，交太阴，夹乳里，结于胸中，循臂下系于脐。其病内急心承伏梁，下为肘纲。其病当所过者支转筋，筋痛。治在燔针劫刺，以知为数，以痛为输。其承伏梁唾血脓者，死不治。经筋之病，寒则反折筋急，热则筋弛纵不收，阴痿不用。阳急则反折，阴急则俯不伸。焠刺者，刺寒急也，热则筋纵不收，无用燔针，名曰季冬痹也。

足之阳明，手之太阳，筋急则口目为僻，眦急不能卒视，治皆如上方也。

五脏募穴 《聚英》

中府肺募　巨阙心募　期门肝募　章门脾募　京门肾募

按《难经》云：阳病行阴，故令暮在阴腹曰阴，募皆在腹。

东垣曰：凡治腹之募，皆为原气不足，从阴引阳，勿误也。又曰：六淫客邪，及上热下寒，筋骨皮肉血脉之病，错取于胃之合及诸腹之募者，必危。

五脏俞穴

俞，犹委输之输，言经气由此而输于彼也

肺俞三椎下各开寸半　心俞五椎下各开寸半　肝俞九椎下各开寸半　脾俞十一椎下各开寸半　肾俞十四椎下各开寸半

按《难经》云：阴病行阳，故令俞在阳背曰阳，俞皆在背。

东垣曰：天外风寒之邪，乘中而入，在人之背上，腑俞脏俞，是人之受天外风邪。亦有二说，中于阳则流于经，此病始于外寒，终归外热，收治风寒之邪，治其各脏之俞。

八　会

腑会中脘　脏会章门　筋会阳陵泉　髓会绝骨　血会膈俞　骨会大杼　脉会太渊　气会膻中

《难经》云：热病在内者，取会之气穴也。

看部取穴

《灵枢》杂症论：人身上部病取手阳明经，中部病取足太阴经，下部病取足厥阴经，前膺病取足阳明经，后背病取足太阳经。取经者，取经中之穴也。一病可用一、二穴。

治病要穴 《医学入门》

针灸穴治大同，但头面诸阳之会，胸膈二火之地，不宜多灸。背腹阴虚有火者，亦不宜灸，惟四肢穴最妙。凡上体及当骨处，针入浅而灸宜少；凡下体及肉厚处，针可入深灸多无害。前经络注《素问》未载针灸分寸者，以此推之。

头部

百会 主诸中风等症，及头风巅狂，鼻病，脱肛，久病大肠气泄，小儿急慢惊风，痫症，夜啼，百病。

上星 主鼻渊，鼻塞息肉及头风目疾。

神庭 主风痫羊癫。

通天 主鼻痔。左臭灸右，右臭灸左；左右臭，左右灸。鼻中去一块如朽骨，臭气自愈。

脑空 主头风，目眩。

翳风 主耳聋及瘰疬。

率谷 主伤酒呕吐，痰眩。

风池　主肺中风，偏正头风。

颊车　主落架风。

腹部

膻中　主哮喘肺痈，咳嗽，瘿气。

巨阙　主九种心痛，痰饮吐水，腹痛息贲。

上脘　主心痛伏梁，奔豚。

中脘　主伤暑，及内伤脾胃，心脾痛，疟疾，痰晕，痞满，翻胃，能引胃中生气上行。

水分　主鼓胀绕脐，坚满不食，分利水道，止泄。

神阙　主百病及老人、虚人泄泻如神。又治水肿鼓胀，肠鸣卒死，产后腹胀，小便不通，小儿脱肛。

气海　多灸能令人生子。主一切气疾，阴症瘕冷，及风寒暑湿，水肿，心腹鼓胀，胁痛，诸虚癥瘕，小儿囟不合。丹溪治痢，昏仆上视，溲注汗泄，脉大，得之酒色，灸此后，服人参膏而愈。

关元　主诸虚肾积及虚，老人泄泻，遗精白浊，令人生子。

中极 主妇人下元虚冷，虚损，月事不调，赤白带下。灸三遍，令生子。

天枢 主内伤脾胃，赤白痢疾，脾泄及脐腹鼓胀，癥瘕。

章门 主痞块，多灸左边。肾积，灸两边。

乳根 主膺肿，乳痈，小儿龟胸。

日月 主呕宿汁，吞酸。

大赫 主遗精。

带脉 主疝气偏坠，水肾，妇人带下。

背部

大杼 主遍身发热，疟疟咳嗽。

神道 主背上怯怯乏气。

至阳 主五疸痞满。

命门 主老人肾虚腰疼，及诸痔脱肛，肠风下血。

风门 主易感风寒，咳嗽痰血，鼻衄，一切鼻病。

肺俞 主内伤外感，咳嗽吐血，肺痈，肺痿，小儿龟背。

膈俞　主胸胁心痛，痰疟，痃癖，一切血疾。

肝俞　主吐血，目暗，寒疝。

长强　主痔漏。

胆俞　主胁满，干呕，惊怕，睡卧不安，酒疸目黄，面发赤斑。

脾俞　主内伤脾胃，吐泄，疟，痢，喘急，黄疸，食癥，吐血，小儿慢脾风。

三焦俞　主胀满积块，痢疾。

胃俞　主黄疸，食毕头眩，疟疾，善饥不能食。

肾俞　主诸虚，令人有子，及耳聋，吐血，腰痛，女劳疸，妇人赤白带下。

小肠俞　主便血下痢，便黄赤。

大肠俞　主腰脊痛，大小便难，或泄痢。

膀胱俞　主腰脊强，便难腹痛。

凡五脏疟，灸五脏俞。

谚谚　主诸疟，久疟眼暗。

意舍　主胁满呕吐。

手部

曲池　主中风，手挛筋急，痹风，疟疾，先寒后热。

肩井 主肘臂不举，扑伤。

肩髃 主瘫痪，肩肿，手挛。

三里 主偏风，下牙疼。

合谷 主中风，破伤风，痹风，筋急疼痛，诸般头病，水肿，难产，小儿急惊风。

三间 主下牙疼。

二间 主牙疾，眼疾。

支正 主七情气郁，肘臂十指皆挛，及消渴。

阳谷 主头面手膊诸疾，及痔痛，阴痿。

腕骨 主头面、臂腕、五指诸疾。

后溪 主疟疾，癫痫。

少泽 主鼻衄不止，妇人乳肿。

间使 主脾寒症，九种心痛，脾疼，疟疾，口渴。如瘰疬久不愈，患左灸右，患右灸左。

大陵 主呕血，疟。

内关 主气块，及胁痛，劳热，疟疾，心胸痛。

劳宫 主痰火胸痛，小儿口疮，及鹅掌风。

中渚 主手足麻木，战战卷挛，肩臂连背疼痛，手背痈毒。

神门　主惊悸怔忡，呆痴，卒中鬼邪，恍惚振禁，小儿惊痫。

少冲　主心虚胆寒，怔忡癫狂。

少商　主双鹅风，喉痹。

列缺　主咳嗽风痰，偏正头风，单鹅风，下牙疼。

足部

环跳　主中风湿，股膝挛痛，腰痛。

风市　主中风，腿膝无力，脚气，浑身搔痒、麻痹。

阳陵泉　主冷痹偏风，霍乱转筋。

悬钟　主胃热腹胀，胁痛，脚气，脚胫湿痹，浑身搔痒，趾疼。

足三里　主中风中湿，诸虚耳聋，上牙疼，瘫风，水肿，心腹鼓胀，噎膈哮喘，寒湿脚气。上、中、下部疾，无所不治。

丰隆　主痰晕，呕吐，哮喘。

内庭　主痞满。患右灸左，患左灸右，觉腹响是效。及妇人食蛊,行经头晕,小腹痛。

委中 治同环跳症。

承山 主痔漏转筋。

飞扬 主行步如飞。

金门 主癫痫。

昆仑 主足腿红肿,齿痛。

申脉 主昼发痉,足肿,牙疼。

血海 主一切血疾,及诸疮。

阴陵泉 主胁腹胀满,中、下部疾皆治。

三阴交 主痞满痃冷,疝气,脚气,遗精,妇人月水不调,久不成孕,难产,赤白带下,淋滴。

公孙 主痰壅胸膈,肠风下血,积块,妇人气蛊。

太冲 主肿满,行步艰难,霍乱,手足转筋。

行间 主浑身蛊胀,单腹蛊胀,妇人血蛊。

大敦 主诸疝,阴囊肿,脑衄,破伤风,小儿急慢惊风等症。

隐白 主心脾痛。

筑宾 主气疝。

照海 主夜发痉，大便闭，消渴。

太溪 主消渴，房劳不称心意，妇人水盅。

然谷 主喉痹，唾血，遗精，温疟，疝气，足心热，小儿脐风。

涌泉 主足心热，疝气，奔豚，血淋，气痛。

经外奇穴_{杨氏}

内迎香二穴 在鼻孔中。治目热暴痛，用芦管子搐出血最效。

鼻准二穴 在鼻柱尖上。专治鼻上生酒醉风，宜用三棱针出血。

耳尖二穴 在耳尖上，卷耳取尖上是穴。治眼生翳膜，用小艾炷五壮。

聚泉一穴 在舌上，当舌中。吐舌出，直有缝陷中是穴。哮喘咳嗽，及久嗽不愈，若灸，则不过七壮。灸法用生姜切片如钱厚，搭于舌上穴中，然后灸之。如热嗽，用雄黄末少许，和于艾炷中灸之；如冷嗽，用款冬花为末，和于艾炷中灸之。灸毕，以茶清连生姜细嚼咽下。又治舌胎，舌强，亦可治用小针出血。

左金津、右玉液二穴 在舌下两旁，紫脉上是穴，卷舌取之。治重舌肿痛，喉闭，用白汤煮三棱针，出血。

海泉一穴 在舌下中央脉上是穴。治消渴，用三棱针出血。

鱼腰二穴 在眉中间是穴。治眼生垂帘翳膜，针入一分，沿皮向两旁是也。

太阳二穴 在眉后陷中，太阳紫脉上是穴。治眼红肿及头，用三棱针出血。其出血之法：用帛一条，紧缠其项颈，紫脉即见，刺出血立愈。又法：以手紧纽其领，令紫脉见，却于紫脉上刺出血，极效。

大骨空二穴 在手大指中节上，屈指当骨尖陷中是穴。治目久痛，及生翳膜内障，可灸七壮。

中魁二穴 在中指第二节骨尖，屈指得之。治五噎，反胃吐食，可灸七壮，宜泻之。又阳溪二穴，亦名中魁。

八邪八穴 在手五指歧骨间，左右手各四穴。其一：大都二穴，在手大指次指虎口，赤白肉际，握拳取之。可灸七壮，针一分。治头风牙痛。其二：上都二穴，在手食指中指本节歧骨间，握拳取之。治手臂红肿，针入一分，可灸五壮。其三：中都二穴，在手中指无名指本节歧骨，又名液门也。治手臂红肿，针入一分，可灸五壮。其四：下都二穴，在手无名指小指本节后歧骨间，一名中渚也。中渚之穴，在液门下五分。治手臂红肿，针一分，灸五壮。两手共八穴，故名八邪。

八风八穴 在足五指歧骨间，两足共八穴，故名八风。治脚背红肿，针一分，灸五壮。

十宣十穴 在手十指头上，去爪甲一分，每一指各一穴，两手指共十穴，故名十宣。治乳蛾，用三棱针出血，大效。或用软丝缚定本节前次节后内侧中间，如眼状，加灸一火，两边都着艾，灸五壮，针尤妙。

五虎四穴 在手食指及无名指第二节骨尖，握拳得之。治五指拘挛，灸五壮，两手共四穴。

肘尖二穴　在手肘骨尖上，屈肘得之。治瘰疬，可灸七七壮。

肩柱骨二穴　在肩端起骨尖上是穴。治瘰疬，亦治手不能举动，灸七壮。

二白四穴　即郄门也。在掌后横纹中，直上四寸，一手有二穴，一穴在筋内两筋间，即间使后一寸。一穴在筋外，与筋内之穴相并。治痔，脱肛。

独阴二穴　在足第二指下，横纹中是穴。治小肠疝气，又治死胎，胎衣不下，灸五壮。又治女人干哕，呕吐红，经血不调。

内踝尖二穴　在足内踝骨尖是穴。灸七壮。治下片牙疼，及脚内廉转筋。

外踝尖二穴　在足外踝骨尖上是穴。可灸七壮。治脚外廉转筋，及治寒热脚气，宜三棱针出血。

囊底一穴　在阴囊十字纹中。治肾脏风疮，及治小肠疝气，肾家一切症候，悉皆治之。灸七壮，艾炷如鼠粪。

鬼眼四穴　在手大拇指，去爪甲角如韭叶，两指并起，用帛缚之，当两指歧缝中是穴。又二穴在足大指，取穴亦如在手者同。治五痫等症，正发疾时，灸之效甚。

髋骨四穴　在梁丘两旁，各开一寸五分，两足共四穴。治腿痛，灸七壮。

中泉二穴　在手背腕中，在阳溪、阳池中间陷中是穴。灸二七壮。治心痛及腹中诸气，疼不可忍。

四关四穴　即两合谷、两太冲穴是也。

小骨空二穴　在手小拇指第二节尖是穴。灸七壮。治手节疼，目痛。

印堂一穴　在两眉中陷中是穴。针一分，灸五壮。治小儿惊风。

子宫二穴　在中极两旁各开三寸。针二寸，灸二七壮。治妇人久无子嗣。

龙玄二穴　在两手侧腕叉紫脉上。灸七壮，禁针。治手疼。

四缝四穴　在手四指内中节是穴。三棱针出血。治小儿猢狲劳等症。

高骨二穴　在掌后寸部前五分。针一寸半，灸七壮。治手病。

兰门二穴 在曲泉两旁各三寸脉中。治膀胱七疝，奔豚。

百虫窠二穴 即血海也。在膝内廉上三寸。灸二七壮，针五分。治下部生疮。

睛中二穴 在眼黑珠正中。取穴之法：先用布搭目外，以冷水淋一刻，方将三棱针于目外角，离黑珠一分许，刺入半分之微，然后入金针，约数分深，旁入自上层转拨向瞳仁轻轻而下，斜插定目角，即能见物，一饭顷出针，轻扶偃卧，仍用青布搭目外，再以冷水淋三日夜止。初针盘膝正坐，将箸一把，两手握于胸前，宁心正视，其穴易得。治一切内障，年久不能视物，顷刻光明，神秘穴也。

凡学针人眼者，先试针内障羊眼，能针羊眼复明，方针人眼，不可造次。

穴同名异类 以下俱《聚英》

一穴二名

后顶：一名交冲。强间：一名大羽。窍阴：一名枕骨。脑户：一名合颅。

曲鬓：一名曲发。脑空：一名颞颥。颅颙：一名颅息。听宫：一名多所闻。

瘈脉：一名资脉。素髎：一名面正。水沟：一名人中。承浆：一名悬浆。

廉泉：一名舌本。风府：一名舌本。上星：一名神堂。丝竹空：一名目髎。

睛明：一名泪孔。巨髎：一名巨窌。肩井：一名膊井。渊液：一名泉液。

臑会：一名臑髎。大椎：一名百劳。命门：一名属累。风门：一名热府。

巨阙：一名心募。期门：一名肝募。肾俞：一名高盖。中膂内俞：一名脊内俞。

天窗：一名窗笼。天鼎：一名天顶。天突：一名天瞿。扶突：一名水穴。

天池：一名天会。人迎：一名五会。缺盆：一名天盖。俞府：一名输府。

玉堂：一名玉英。神阙：一名气舍。四满：一名髓府。腹结：一名肠窟。

冲门：一名上慈宫。气冲：一名气街。横骨：一名曲骨端。辄筋：一名神光。

阳辅：一名分肉。阴都：一名食宫。水突：一名水门。水分：一名分水。

会阴：一名屏翳。会阳：一名利机。太渊：一名太泉。商阳：一名纯阳。

二间：一名间谷。三间：一名少谷。合谷：一名虎口。阳溪：一名中魁。

三里：一名手三里。少冲：一名经始。少海：一名曲节。少泽：一名小吉。

天泉：一名天湿。阳池：一名别阳。支沟：一名飞虎。蠡沟：一名交仪。

中封：一名悬泉。中都：一名中郄。三阳络：一名通门。阴包：一名阴胞。

阴交：一名横户。委中：一名血郄。悬钟：一名绝骨。漏谷：一名太阴络。

地机：一名脾舍。血海：一名百虫窠。上廉：一名上巨虚。下廉：一名下巨虚。

阴市：一名阴门。伏兔：一名外勾。太溪：一名吕细。照海：一名阴跷。

金门：一名梁关。昆仑：一名下昆仑。飞扬：一名厥阳。附阳：一名付阳。

仆参：一名安邪。环跳：一名髋骨。申脉：一名阳跷。涌泉：一名地冲。

一穴三名

络却：一名强阳，一名脑盖。禾髎：一名长频，一名禾窌。

客主人：一名上关，一名客主。瞳子髎：一名前关，一名太阳。

颊车：一名机关，一名曲牙。听会：一名听河，一名后关。

肩髃：一名中肩，一名偏肩。脊中：一名神宗，一名脊俞。

膻中：一名亶中，一名元儿。鸠尾：一名尾翳，一名骺骭。

上脘：一名上管，一名胃脘。中脘：一名太仓，一名胃募。

气海：一名脖胦，一名下肓。气穴：一名胞门，一名子户。

中府：一名府中俞，一名肺募。劳宫：一名五里，一名掌中。

大赫：一名阴维，一名阴关。长强：一名气郄，一名撅骨。

日月：一名神光，一名胆募。承筋：一名腨肠，一名直肠。

温溜：一名池头，一名逆注。复溜：一名昌阳，一名伏白。

阳关：一名阳陵，一名关陵。阳交：一名别阳，一名足窌。

神门：一名锐中，一名中都。然谷：一名然骨，一名龙渊。

一穴四名

哑门：一名暗门，一名舌横，一名舌厌。

攒竹：一名始光，一名光明，一名员柱。

关元：一名丹田，一名大中极，一名小肠募。

中极：一名玉泉，一名气原，一名膀胱募。

天枢：一名长溪，一名谷门，一名大肠募。

京门：一名气俞，一名气府，一名肾募。

承山：一名鱼腹，一名肉柱，一名肠山。

承扶：一名肉郄，一名阴关，一名皮部。

一穴五名

百会：一名三阳，一名五会，一名巅上，一名天满。

章门：一名长平，一名季胁，一名胁髎，一名脾募。

一穴六名

腰俞：一名背解，一名腰户，一名髓孔，一名腰柱，一名髓府。

石门：一名利机，一名丹田，一名精露，一名命门，一名三焦募。

名同穴异类

头临泣，足临泣　头窍阴，足窍阴

腹通谷，足通谷　背阳关，足阳关

手三里，足三里　手五里，足五里